壮絶！

冷えとり家族の千《せん》日《にち》バトル

「めんげん」に打ち勝ち、人生が劇的に好転！

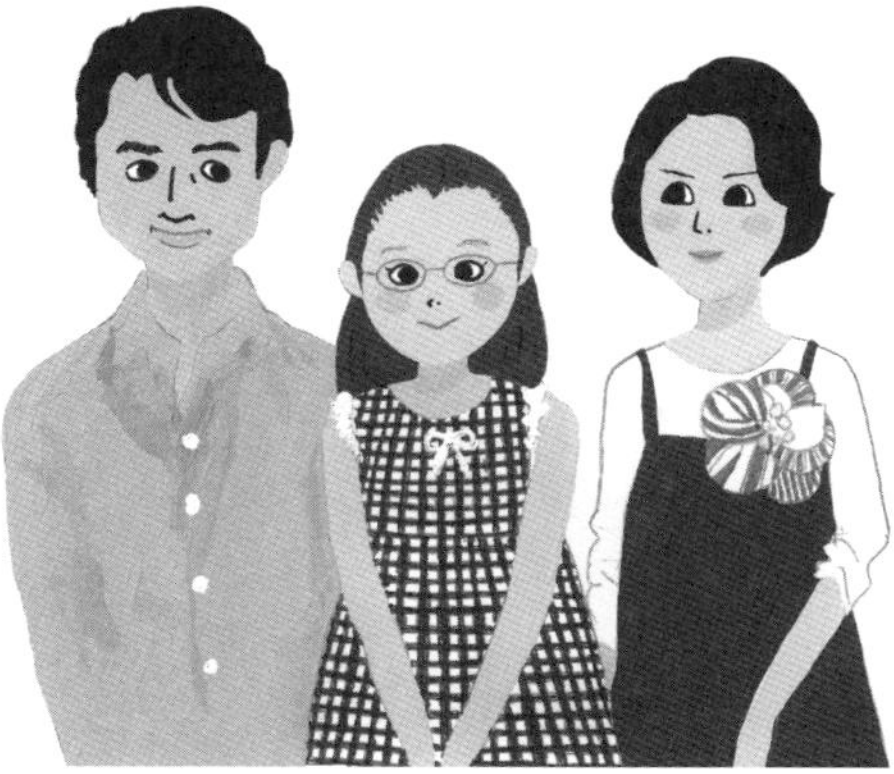

冷えとりコーディネーター
風 茜　Akane Kaze

みらいパブリッシング

＊本書で紹介した事例はあくまで風茜とその家族の体験をもとにしたもので、すべての方に当てはまるものではありません。

風家の家族紹介

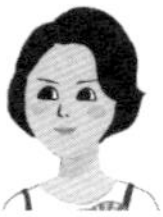

妻（茜）幼少時から病弱で体調不良や人間関係に悩んでいたが、冷えとりに出会って価値観が転換。つらい「めんげん」を乗り越え健康ライフを手に入れた。

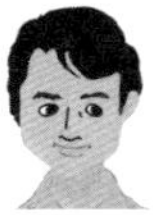

夫（宏）大病を抱え、西洋医学を強く信奉。冷えとりを始め、次々に襲ってくる「めんげん」をめぐって、妻と激しいバトルを繰り広げる。

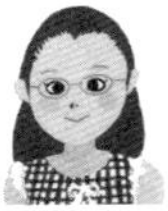

娘（音）現在中学生。赤ちゃんの時から強度のアトピーに悩まされるが、冷えとり効果で克服した。勉強にクラブ活動に充実した学校生活を送っている。

はじめに
「めんげん」は体と心の毒出し。健康になるための大チャンス！

今、冷えとりをしていなかった頃の自分を思い出すと、二度と戻りたくないと思います。当時は、体がとても弱くて病気ばかりしていたし、仕事もうまくいかなくて、自分がいつも正しいと思い込んでしまいました。人と摩擦が起こることも多くて、いつも揉め事ばかり…。どうしていつも自分ばかり嫌な目に遭うのだろうと世の中を呪っていました。

自分だけが一番正しくて、他の人はいつも間違っている。傲慢な私がそこにいました。これでは周りと摩擦が起こるわけです。かわいそうな私でした。私は体だけではなく、心も病んでいて、そのくせ自分の頭で考えないひどい人間だったと思います。

・病気になってもどこかでお医者様が治してくれる
・仕事がうまくいかなくても、私のせいじゃない

そんなふうにいつもどこか他人任せで自分の人生を生きていませんでした。結果的

に体も心もボロボロな状態になり、仕事を辞めることになりました。今から思えば、傲慢な気持ちは「心のめんげん」だったのだと思います。

でも今は冷えとりと出会い、めんげんを乗り越えて、体が健康になるにつれて、とても楽しく過ごしています。自分の頭で考え、めんげんを乗り越えてきた成功体験が私を強くしたのです。たまにはめんげんがつらくて、弱音を吐くこともありますが、自分の頭で考え決断できるようになったので、そんな弱虫の私をすぐに軌道修正できるようになりました。

「めんげん」は体だけの毒出しではなく、私にとっては心の毒出しでもあったのです。

めんげんを乗り越えると毎日が楽しくて、自分の気持ちを正直に言えたり、人の目を気にしないでやりたいこともできるようにも変わりました。めんげんを乗り越えた自信は強さに変わっていきました。もちろん、めんげんは痛みや痒みを伴います。私も健康になろうと思って始めた冷えとりなのに、逆に体調が悪くなるなんて！　と思って、やめてしまいたくなったこともありました。そんな時に冷えとりをしている友人や先輩方から、「今のめんげんはこんなふうになるよ」と教えてもらうことで12年も続けてくることができたのです。

そんな体験者のめんげんのことを書いている本があればいいのにと思いました。

もし、そんな本があったら、めんげんに悩む人の灯火になるかもしれませんよね。

この本では、めんげんが乗り越えられないとお悩みの方に、私が気づいたことや体験を並べてみました。めんげんを一度でも乗り越えることができたら、もうこちらのものです。こんな弱い私にできたのだから、皆さんにもできるはずです。

どうぞ冷えとりを楽しんでハッピーライフを手に入れてくださいね。

冷えとりコーディネーター　風茜

壮絶！　冷えとり家族の千日バトル　〈目次〉

序章

第1章

冷えとり元年

娘のアトピーに悩み、出会ったのが冷えとり健康法だった！……27

第2章

第3章

第4章

そんな西洋医学絶対信奉者の夫が冷えとりにはまりました！……101

第5章

冷えとり成功体験したけれど、「めんげん」が怖い夫VS「めんげんいらっしゃい」妻の「めんげん」をクリアして進め！

序章

病弱家族が西洋医学信奉から脱皮

現代医学がなかったら生きられない病弱な私と夫

・私→小さい頃から体が弱く、入院・手術の繰り返し
・夫→痔の手術、脳腫瘍の手術

私は小さい頃から体が弱く、入院や手術を繰り返していました。最初は3歳の頃に斜視の手術をし、6歳でもう一度。体が弱く、いろいろな病気にかかって、小学1年生になってからは、すぐにはしかにかかり、悪化させて学校をひと月休んだこともありました。5年生の時に水疱瘡になって重症化し、それをきっかけに蓄膿症になってしまいました。

それからの人生は、風邪をひくと鼻の粘膜にポリープ（鼻茸）ができて、それを除去する手術を行ってきました。このポリープは、手前の方にできるのならば、耳鼻科の外来で簡単にとることができるのですが、奥の方にできたので入院して、全身麻酔で手術していました。20歳になるまで毎年のように手術入院をしていました。

19歳の時に蓄膿症と鼻中隔彎曲症のため鼻の骨を削る大掛かりな手術をして、ひと月入院したのを最後に、35歳までは鼻茸ができたら、簡単に外来で手術できるようになりましたが、ずっと手術のない人生はありませんでした。

夫も小さい頃から体が弱く、高熱を

出しやすい体質でした。本人いわく、高熱のせいで歯の生育に問題が生まれ、歯並びがおかしくなってしまって、そのために歯の手術を何回もしたそうです。私と出会ってからは、痔の手術や脳腫瘍の手術をしてきました。

私たち夫婦は、現代医療がなければ、とっくに死んでいたかもしれないくらい病弱な二人だったのです。

病弱な私も夫も、ものすご～く西洋医学を信奉していた！

・病気になったら、手術して治せばいい
・薬を飲んでいる限り大丈夫
・薬が効かなくなったら、強い薬に変えればいいという思考

病弱な夫婦が行き着く先は、医療です。

「病気になれば、医者に行く」

私も夫も手術してもらえばいいという思考に、いつしかなっていきました。お医者様は命を助ける仕事をしている人なのだから、お医者様の言うことは絶対であり、言うことを

聞けば大丈夫なんだというふうに思っていました。（自分で考えることを放棄していたのです）

病気になったら、手術して治せばいい、薬を飲んでいる限り大丈夫、薬が効かなくなったら、強い薬に変えればいいという思考でした。実際、症状が抑えられない病気になってしまった時に、どんどん薬を強くしていきました。

私自身も病院に行き慣れて、お医者様が処方する薬が今の自分の症状に合うのか、合わないのかもわかるようになり、この薬は飲んでも効かないと思うと、お医者様に別の薬がいいと主張するようにもなりました。ところが、やがて、薬も効かなくなるという事態が起きました。そして、お医者様にもどうしようもできないことがあるということを知ることになったのです。

それは、生後8ヶ月のときに娘に発症したアトピーでした。

私は娘のアトピーを受け入れることができませんでした。私が知るアトピーの症状は皮膚が荒れて、つらく、苦しく、心まで病ませるものだと思っていたので、娘のアトピーは本当にショックでした。アトピーを遺伝させてしまった自分をとても責めました。

西洋医学を強く信奉していた私たち夫婦は、なんとか娘のアトピーを治したいというその一心で、ありとあらゆる病院に娘をつれて行きました。小児科、アレルギー科、皮膚科、自然療法etc…ここがアトピーにいいと言われたら、そこに連れて行ったのです。ところが、どのお医者様にもアトピーは手術して完治するものではなく、生まれつきのものだから、薬と一生つきあっていくしかないと言われました。そして、あんなに嫌だったステロイドや抗アレルギー剤を生後8ヶ月で使用しなければならなくなったのです。

ステロイドや抗アレルギー剤の使用がどうしても私には受け入れられなくて、なんとかできないものかといろいろ勉強し始めました。自然療法やホメオパシー、健康法を学び始めたときに、冷えをとると免疫力が高まって良いということを書籍で知り、試してみようと考えたのです。何よりも心に響いたのは、薬を飲まなくてもいいということでした。ただ、体を温めればよいのだとそのときは理解しました。

でも、健康法は宗教と結びついていたり、お金儲けの詐欺まがいなものもたくさんあるということを感じていたので、即座に娘に試すことができませんでした。そこで自分がまず実験台になって試してみようと思ったのです。それが私と冷えとりとの出会いでした。

心の毒出し

最初は体の毒が出てきて、どんどん健康になっていいことづくしの冷えとりでしたが、冷えが取れてくるにつれて心の毒出しが起こりました。私が冷えとりに出会うまで信じてきた価値観の転換が大きく起こったのです。これは本当につらく苦しいものでした。

〈会社でのパワハラ体験〉

女性は普通に仕事をしているだけでも、モラハラやパワハラを受けることがあります。私もいわれのないモラハラやパワハラを何度も受けてきました。産後、仕事復帰し、子供が病気になって休むと、「子供、体、弱っ！」と先輩上司に言われたり、「また休むのか！」と怒鳴られたりしたこともありました。冷えとりする前の私は、パワハラされても泣き寝入りすることができず、正義を振りかざして闘ってきました。闘いには勝つのですが、いつも大きな傷も負いました。冷えがとれてくるにつれて、だいぶパワハラのような目にも遭わなくなってきたのですが、時々神様が私を試すかのようなパワハラを与えてくれました。そこで私は今の心の状態を確認することができたのだと思います。冷えとり前の私は、白黒はっきりしなければ気が済まない性格だったのですが、体が温まることで、まるで温泉につかっているような極楽な気持ちで過ごすことができるようになりました。まあ、いいか～というグレーゾーンを許すことができるようになると、パワハラに遭うことも少なくなっていったのです。YES or NOの判断基準しかなかった私は自分の中の価値観がグレーゾンを許可するようにと変化しました。

〈会社員でなければならない…〉

理不尽なことは許せない！　そんな私が入る会社はなぜかブラックでパワハラが横行しているところばかりでした。夫には「会社員が向かないから、出る杭が打たれるようなパワハラを受けるのだ」と言われましたが、私は会社員でなければならないという意識が刷り込まれていて、パワハラされるたびに転職しました。

そんな嫌な目に遭うのに私はまた会社員になって、働くことにチャレンジしていたのです。それはなぜなのでしょうか？

小さい頃から不仲であった両親のもとで育った私は、いつも父が母にするモラハラやDVを見て育ちました。母からは、離婚したくてもお金を稼がなければ我慢するしかない、だから絶対に会社員になりなさいと言われ続けてきました。私自身も会社という組織に属さないとお金を得ることができないという強い思い込みがあったから、会社員を辞めるという選択は私にはありませんでした。

でも、それが私には合わなかったのだと今では思うのです。だからこそ、会社で理不尽なモラハラやパワハラに遭って辞めざるを得ない状況になることがあったのかもしれないと今ならわかります。そして、会社員でなくても幸せであるということをやっと受け入れられるようにもなりました。

〈他人軸から自分軸に転換〉

会社員でない人（主婦や自営業、パートに派遣）でも、とても幸せそうな人がたくさんいます。お金だって、欲を満たすために使わなければそれほど必要ではありません。お金がないと不安＝会社員でなければならないと思い込んでいたのだと思います。私はいつも今に満足せずに、いつも起こるか起こらないかわからない未来のことばかり心配して、本当の心のあり方に蓋をしてきたのです。

この心の毒出しにはかなり時間がかかりました。会社員をやめることは、「私が価値のない人間になるということである」という非常に大きな恐怖があったからです。ところが、冷えとりの過程でいろいろな毒出しが起こり、しだいにその恐怖も薄れていき、ついに大丈夫と思えるように変わりました。そうです。冷えとりをすることで他人軸から自分軸を

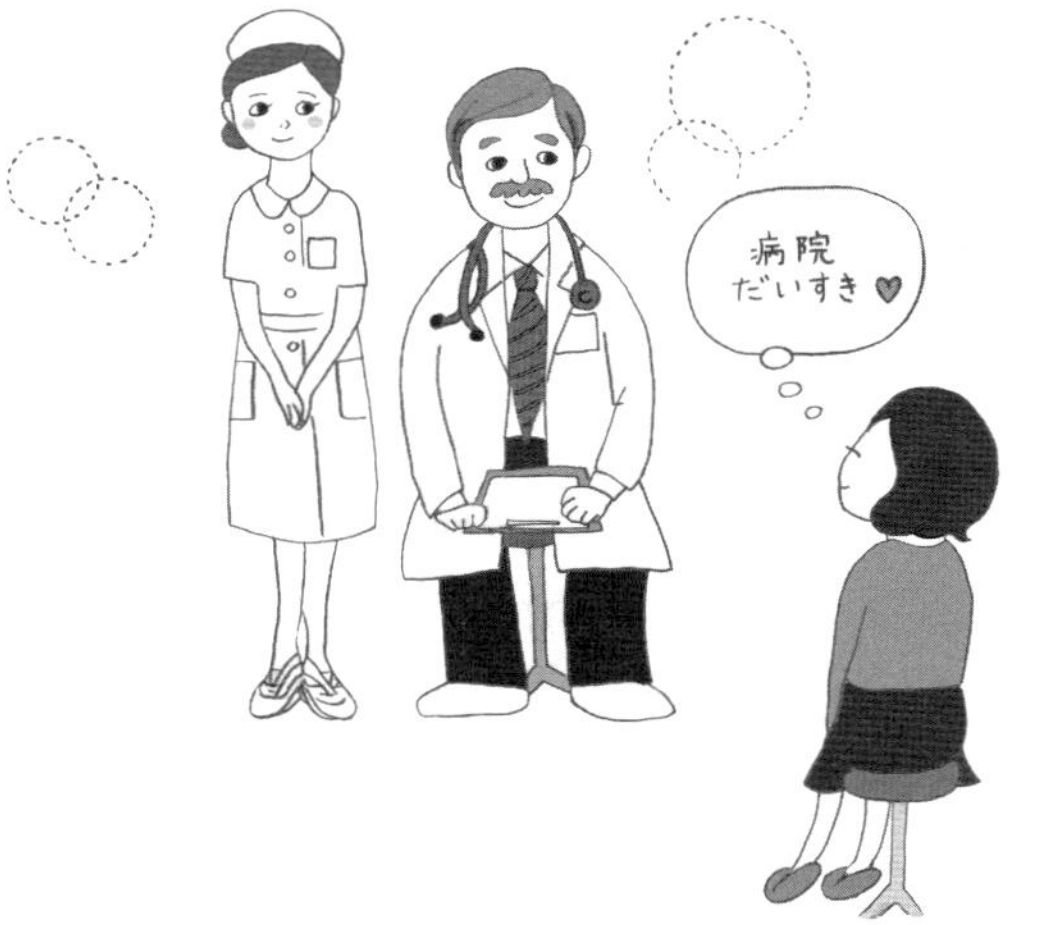

持つことができるようになったからでした。

病院に行くことが日課。お医者様は私の神様です

私は病院に行くことが好きでした。そこに行くと、必ず治してくれる神様のように信頼できる医者の先生がいて、安心できました。小さい頃から学校よりも慣れている病院に行くとほっとしたものです。病院の匂いや、てきぱきと働く白衣を着たお医者様や看護師さんは、私にとっては、本当に頼もしい存在でした。それに病院に行けば、病気の自分は大切に扱われました。病気をするとみんなが優しくしてくれるというのが、私には最高の環境でした。だから、みんなが嫌いな病院は、

私にとってはオアシスだったのです。消毒液の匂いや、ピンセットやガーゼなどの医療器具は私にとっては見慣れたもので、落ち着くことができるものでした。

そして、病院に行けば、お医者様がお薬をくれたり、手術などの処置をしてくれたりしましたので、私にとって病院は苦しみをとってくれる天国であり、自分がお姫様のように大切に扱われる素敵な環境でもあり、なによりもお医者様は私の神様だったのです。

第1章

冷えとり元年

娘のアトピーに悩み、出会ったのが冷えとり健康法だった！

ドクターショッピングの末にたどり着いたのが冷えとり

私たち夫婦にはなかなか子供をさずかることができませんでした。子供を得ることを諦めていたところ、ようやく30代後半で子供を得ることになったのですが、待望の赤ちゃんは8ヶ月の時にアトピーを発症しました。

赤ちゃんなのに、顔をかきむしり、ほおはいつも血まみれでした。なるべく顔をかかせたくなかったので、赤ちゃんの用のコットンのミトンをつけたり、手をおさえて眠っていたのですが、どうしてもかくことはやめられませんでした。

赤ちゃんの6ヶ月の頃には、少し頬が赤くなって、かさかさしていましたが、アトピーなんて認められないという気持ちが強くてなかなか病院へ連れていけませんでした。しかし、頬の状態はますます悪くなっていくばかり……そんな折に、別の病気で赤ちゃんの血液をとる必要があり、重度の卵アレルギーと猫アレルギーということがわかりました。そして、ついに皮膚科に連れて行きました。ここから私たち夫婦の納得のいく答えを求めて、ドクターショッピングが始まったのです。

【皮膚科で】「お母さんもアトピーでしょ?!」

皮膚科の先生は東大卒のエビデンス重視の人でした。この先生は以前私がカッターで指をすっぱり切ったときに見事な処置で傷跡一つなく治してくれた名医です。先生は、赤ちゃんを一目見るなり、「間違いなく、アトピーです。お母さんもアトピーでしょ？」とはっきりと言われました。私の唇の荒れをみて、そう判断されたようです。（20代の頃の顔一面にきびはアトピーだったたと、娘を産んでこのとき始めて知りました。）

続いて、先生に花粉症やアレルギーがあるかどうか聞かれ、夫が花粉症、私が鼻炎アレルギーがあることを伝えますと、「確実にアトピーはご両親の遺伝です」と伝えられました。あとで、アトピーに関する書籍を読んで知ったのですが、アトピーと、アレルギー、花粉症は兄弟のようなもので、この輪をぐるぐるまわることをアレルギーマーチというそうです。この三つのうち一つでもその症状があると、このマーチの中をぐるぐるまわるそうです。

皮膚科では、かき癖をつくらないように毎晩抗アレルギー剤（赤ちゃんに飲みやすく甘い液体のジキリオンシロップ 0.02%2ml ）と顔にはキンダベート（クロベタゾン酪酸エステル 0.05%）、体にはアルメタ（アルクロメタゾンプロピオン酸エステル 0.1%）が処方されました。そして、猫や卵を除去するようにと言われました。

［内科で］卵と猫のアレルギーと診断

健診などで診ていただいている内科では、娘が高熱の病気になった際に血液検査をしました。すると、卵のアレルギーや猫のアレルギーが数値を振り切って高い判定が出ました。内科医の先生からも、やはりアトピーだと診断されました。このお医者様は、たとえ猫や卵アレルギーの数値が高くても、除去しないで取り入れてくださいとアドバイスしてくれました。

除去していると、ずっと除去し続けなければならなくなります。すると、宇宙服のような防護服を着て生活しなければならなくなります。それは本意ではないので、少しずつ猫に触れさせたり、卵を摂取し、抗体を作っていくということをすすめてくださいました。

内科では、抗アレルギー剤はザジテン（ポカリスエットのようなものに溶かして飲ませた）と顔と体の区別がなく、ステロイドはロコイド（ヒドロコルチゾン酪酸エステル 0.1%）を処方されました。

［耳鼻科（アレルギー科）で］特に薬も出さず、鼻水吸入だけ

娘は赤ちゃんの頃から、鼻をつまらせたり、咳がとまらなくなって、よく耳鼻科を受診していました。皮膚科でアトピーとアレルギーと喘息は兄弟のようなものなのでこのどれか一つでも持っていれば、これがアレルギーマーチのように起こると言われ、鼻炎のアレルギーもあるのだと諦めていました。もともと私自身も鼻が悪く、よく鼻に鼻茸（ポリープ）ができやすかったので遺伝と諦めていました。耳鼻科の先生に内科で受診した血液検査の結果（赤ちゃんの血液をとるのは非常に難しく苦痛をともなうため、データは使い回しました）をもとに、アレルギーと診断されて、薬は内科や皮膚科で処方されている薬のどちらかを飲んだほうがいいとアドバイスされました。この耳鼻科の先生は、西洋医学の先生でしたが、あまり薬を出してくれず、自分の力で治そうという方針のお医者様でした。いつも薬を出してくれないお医者様がどちらかの薬を飲ませた方がいいというのですから、素直に薬を受け入れることができました。他のお医者様から出された薬を飲むので、耳鼻科では薬は特に処方されず、鼻水を吸入してもらうだけでした。娘の小さな鼻から、鼻水を吸引してもらうと、実に驚くくらいの鼻水がとれました。そして鼻水がとれると、その

瞬間は鼻がとおるようになるので、とても機嫌がよくなりました。

鼻水がのどに流れるから、咳が出てとまらなくなるのだと言われました。また、鼻水は菌と戦った死骸を体の外に出しているもので、どんどん出した方がいいのだと教えてくれました。耳鼻科のお医者様からは、喘息の発作が起きても子供は大人が思うほど苦しくないから咳を止めないでおきましょうと指導され、鼻水吸引のために毎日耳鼻科に通ったものです。そう言われても、毎晩1～2時間咳が止まらない娘を見ていると、つらくてたまりませんでした。なんとか咳を止めてあげたいと思ったものです。でも、今にして思えば、出るものは止めないで出すというこの考え方は、冷えとりの考えにとても近いように思いました。たまたま出会った西洋医学の耳鼻科のお医者様も、冷えとりに近い考えをされるのだと知りました。

「自然療法（ホメオパシー）で」お医者様にも治せない病気があると知る

さて、三つの病院を受診して、それぞれの専門分野のお医者さまの意見を聞いても、アトピーだと言われてしまいました。でも、私は到底納得ができず、この小さい体にステロイドを使用することができませんでした。そこで、わらにもすがる思いで自然療法ホメオパシーの専門医にも診てもらいました。

自然療法（ホメオパシー）とは、「その病気や症状を起こし得る薬（もの）を使って、その病気や症状を治すことができる」という原理のもと、１７９６年にザムエル・ハーネマンが提唱した（Wikipedia引用）」もので、レメディという砂糖玉を使います（これは薬草や鉱物が成分です）。

私たちは薬を使いたくない一心でホメオパシーの診断を受けることにしました。すると、そこで赤ちゃんの様子を診ていた先生が「この子はとても怖がりだから」とアコナイトを処方してくれました。皮膚のかゆみに対しての薬は処方されず、心を占めている恐怖をとりのぞいた方がいいという処方でアコナイトというレメディが処方されましたが、皮膚をよくするためには腸を整えるべきだという理由から、アルベックスという植物性の乳酸菌も処方されました。

こうして、ありとあらゆる可能性を求めてドクターショッピングした結果、お医者様にもアトピーを完全に治すことができないと知った私たち夫婦は、泣く泣く抗アレルギー剤とステロイドを使い、植物性乳酸菌アルベックスを飲ませることに決めたのです。

このとき初めて、お医者様にも治せない病気があるのだということを思い知らされました。そして、夫婦で自分たちを本当に責めたのです。今までお医者様は必ず病気を治してくれる神様のような存在だったのに、その期待を見事に打ち砕かれてしまいました。この先、こんなに小さい体にどれだけのステロイドを使わなくてはいけないのでしょう。いくら西洋医学を信じていた私にだってそれがあまりいいということではないことはわかります。なんとか打開策はないものかと、いろいろな健康法を私は探り始めました。そして、出会ったのが冷えとり健康法だったのです。

赤ちゃんに冷えとりをするなんて！　まずは自分が実験台に

冷えとり健康法との出会いは図書館でした。図書館の健康本のコーナーから、青木美詠子さんの『ずぼらな青木さんの冷えとり毎日』という書籍を手にしました。その頃は、娘のアトピーに絶望していて、治るものならなんでも試してみたい、でもアトピーの人が騙されるような健康法は嫌だと思って、様々な健康法を探っていたのです。無知な私でも、新興宗教のように健康法を盲信するのはいやでした。きちんとした根拠が欲しかったのです。

そんな折に出会った冷えとり健康法は、24時間下半身を温め冷えをとるだけで病気が

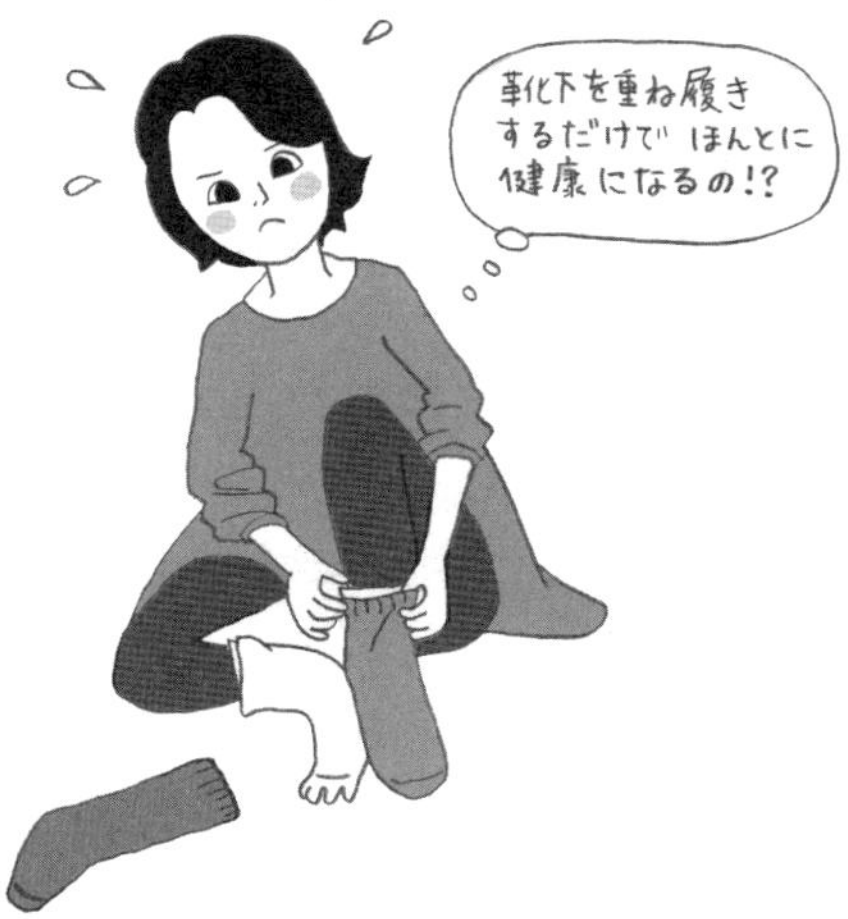
靴下を重ね履き
するだけで ほんとに
健康になるの!?

改善するとあり、にわかには信じられませんでした。そんなあやしげな健康法を赤ちゃんに試すわけにはいかないと、まずは自分が試してみることにしたのです。

　靴下は、本当は絹のものが良かったのですが、家に綿の靴下がたくさんありましたし、ただそれを重ね履きすればよいのですから、試さない手はありません。たまたま、家に絹の五本指靴下もあったので、それとコットンの靴下を重ね履きして、履いてみました。

　夏から靴下の重ね履きを始めたので、暑くてなんども靴下を脱ぎすてることもありましたが、それでも重ね履きを続けることができたのは、靴下を履くと本当に心地が良かったというのも大きかったと思います。

冷えとりを始めてわずかひと月で全く痛みを感じなくなった！

そして迎えたひと月後の生理には、なんとあんなに激痛に悩まされていた生理痛が、うそのようになくなったのです。私の生理痛の重さはひどくて、生理期間中はロキソニンを20錠も飲み、寝込んでいたのに、それが冷えとりを始めてわずかひと月で全く痛みを感じなくなりました。経血もどろりとした血の塊ではなくなり、さらっとした血液になりました。そして、私は生まれて初めて生理がつらくないという体験をしたのです。本当に幸せでした。

これは効くかもしれないという手応えを感じて、私はまず自分自身に冷えとり健康法を試してみようと思ったのです。

ところがそう決意したのは私だけで、このとき私と同じように西洋医学を強く信奉していた夫は、よもや妻がそんなふうになっていたとは夢にも思ってもいませんでした。ここから、私たち夫婦の「熱血冷えとり妻vs西洋医学信奉夫のバトル」が始まることとなったのです。

不妊に悩み、しょうがで体を温めると効果があると知り、トライ

私にはまったく冷えの自覚はありませんでした。冷えというより、寒がりという感覚が強くありました。冬はとても寒くて嫌いだったし、エアコンの冷たさも苦手でした。30代で子供を望みましたが、なかなか妊娠できなかったのも冷えが原因だったと今になればわかります。そんな私が初めて冷えを意識したのが、不妊だったのです。

妊娠できる体をつくるためには、体を温めることだということを聞いてきて、偶然手にした本が『決定版！　石原結實のしょうが紅茶健康法』というものでした。これは朝ごはんの代わりに朝は紅茶に黒砂糖やはちみつ、しょうがを入れて飲むだけの健康法で、これをすることで免疫力と体温を上げるということで朝断食もこのとき意識しないで始めることとなったのです。この効果のおかげかどうかわかりませんが、私は30代後半でようやく妊娠できました。

切迫早産しそうになって助産師に冷えを指摘される

冷えの自覚から数年かかってようやく妊娠できた私は、仕事先でお腹が張るようになり、切迫早産しそうになりました。妊娠の検診に行っていたところの助産師さんに触診でお腹を触られた時に、「冷たい！　冷えている。三陰交のつぼを温めてください」と冷えを指摘されたことで初めて冷えを自覚しました。

寒いと思っていたのは、寒さではなく冷えだったのです。それまでいくら人から指摘をされようと、西洋医学信奉者であった私は心のどこかで病気になればお医者様に治してもらえばいいのだからと、どんなに健康に良いアドバイスをもらっても、どこ吹く風という感じでしたが、さすがに、このときは私だけの体ではなかったので素直にいうことを聞けたのだと思います。

バトル余話❶
それでもやっぱり西洋医学が一番と疑いながら、1年の人体実験を試みた妻の結論は…

冷えとりを始めた時、まだ私は完全な西洋医学信奉者でした。病気になれば、薬、それでダメなら手術をして悪いところをとってもらうという考えが当たり前のように私にはありました。そんな私はせっかく悪いところをとってもらったのに、何回も同じ病気を繰り返していました。

今ならなぜかわかります。お医者様は悪いところをとってくれたのに、それを引き起こす習慣を私が改善しなかったからなのです。そして、病気はいつも他人のせいでした。私が病気になるのは体が弱く生まれたせい、ストレスをかけるあの人のせい、気候が寒くなったせい、インフルエンザが流行ったせい、疲れが溜まったせい、なんでもかんでも人のせいにしていたのです。

そんな私が1年間冷えとりをしてみて、変わったのは、病気を引き起こしたのは自分のせいだということに初めて気がつくようになったことでした。そのきっかけは、なにをやっても痛みがとれなかった生理痛が冷えとりをすることで、ころっと、とれてしまったことだったのです。この経験によって、もしかしたらこれはいけるかもしれない！と私の中で子供のアトピー完治が希望に変わり、遠くに灯火が見えてきたように思えました。そこでまず私が冷えとりを始めてみて、よかったら赤ちゃんの娘にも試してみようというように思うようになったのです。

第2章

熱血冷えとり妻の「めんげん」days

健康になるための冷えとりだったのに、「めんげん」のオンパレード

最初はなぜか足の親指が悶絶するほど痛くなる
→足の親指は毒が一番出やすく、二重爪や爪が伸びなくなる「めんげん」が起こる

冷えとりを始めて、最初に通る「めんげん」のお悩みは、何と言っても、足の親指の痛みです。靴下をたくさん履いているから、足が締め付けられるのかな？　最初は私もそう思いました。

ところが、冷えとりを始めて二ヶ月くらい経って、お風呂に入って半身浴をしていると、ズキーン。お布団に湯たんぽをインして眠っていると、突然足の親指のところがズキーンと痛くなるのです。これがもう、悶絶するほどの痛みなのです！

不思議なことに、お風呂のお湯から足を出すと痛みは引きました。眠っているときは、知らないうちに靴下を脱ぎ捨てていたら、痛みはなくなり、ぐっすりと眠れます。これは一体どういうことなんだろう？　私もとても疑問に思いました。

冷えとりでは、下半身を温めていると血の巡りが良くなり、足元にたまっている毒を出せるようになってきます。特に足の親指は、体全体の体重を支える場所なので、毒が出て

行きやすいのです。この親指のズキーンとくる痛みは、人によっては痛風かもしれないと悩む方もいます。私の場合は、尿酸値が低く、その心配はなかったので続けていました。のちに冷えとりを始めた夫はもともと尿酸値が高かったので、痛風がぶり返したのではないかと心配になり、大騒ぎとなりました。

冷えとりでは、それぞれの生き方や生活習慣が違いますので、めんげんが大体どのくらいで終わるかということも人によってそれぞれです。（私の場合は、この悶絶するほどの親指の痛みは大体2年くらいでしなくなりました。もともと痛風持ちだった夫は、4年くらいかかりました。）

そして、次に誰もが通るのが足の親指の爪が伸びなくなる、二重爪になるという、「めんげん」です。これは、足の親指の悶絶する痛みと並行して起こります。爪が二重になり、上側がポロリとはがれて、黄色くなるというめんげんが起こりますが、これはあまり痛くないので気になりません。冷えとりでは、毎日、絹の五本指の靴下などの重ね履きをしていて、人前で足を出すこともありませんので、このめんげんは比較的容易に乗り越えることができる毒出しです。

爪は、気がつくと、二重爪がすっかり元どおりになっています。二重爪はめんげんだったのだなと思います。ただし、もともと尿酸値が高かった夫の爪は、冷えとり歴10年の今でも黄色いままです。尿酸値に問題がなかった私は、2年間ですっかり元どおりになりました。子供の親指のめんげんはまったく起こりませんでした。

足が腐ってしまうかも…良性血管拡張性肉芽腫の一年半→西洋医学と並行して治療するが、東大卒のお医者様も最終的には自然療法へ踏み切ることもある。実は人の免疫力はすごい！

足の親指がズキンと痛む、爪が二重になるということに慣れてきた頃に、足の親指が信じられないくらい痛くなりました。靴下を脱いでみると、親指の爪の根元が赤く腫れ上がっています。最初は親指の痛みくらいにしか思っていませんでしたが、この腫れはどんどん膨らんできました。

気がつくと、靴を履けないくらい腫れ上がってきたのです。

そして、そこから腐ったなんとも言えないいやな臭いにおいがしてきます。そして、患部は腫れ上がった肉が爪の半分を覆って爪が隠れるくらいになりました。私は、これも冷えとりのめんげんの一つだと思って、医者には行かず、冷えとりで治そうと思いました。
しかし……さすがにこんなふうに腐臭が漂うと、夫も心配になってきて、病院に行ってみてもらった方がいいと言うようになりました。でも、当時の私は冷えとりを始めたばかりで、冷えとりだけで治したいと思っていたガチガチの冷えとり妻でしたので、夫の心配などどこ吹く風でした。

夫「医者に行け！」
私「これは冷えとりのめんげんだから大丈夫なの！」
夫「もし、足を切断することになったら、どうするの？」
私「そんなことないから！」
夫「痛風は足が腫れ上がって、切断ということがあるんだから！　切断することになったら、どうするの……！」
＊事実、夫は痛風持ちだったので私の足の腫れが痛風の症状に似ていたので、とても心配したようでした。

毎日のように激しい言い争いが起こりました。冷えとりをしていると、冷えとりだけで治そうとする姿を見ている家族とこのような摩擦が起こることがあります。

この激しいバトルをしているときに、冷えとりアドバイザーの進藤幸恵さんが勉強会を開催していたので参加しました。すると、私と同じように家族から、病院に行けと責められて苦しいというお悩みの方がいました。幸恵さんのアドバイスでは、「家族とケンカになるくらいなら、病院に行く方がいい。心の冷えの方がよくないし、家族はあなたの健康を思って、病院に行くように言ってくれているのだから、素直に聞きましょう。病院に行っても、薬を飲まなければいいんです。」とのことで、私もこのアドバイスを聞いて、病院に行くことにしました。

娘がアトピー治療で通っていた東大卒の先生がいる皮膚科に行きました。この先生は、エビデンスのない健康法は絶対認めないという完全理論のお医者様でした。以前私がカッターで指を3分の1切ってしまった時に、跡形もなく見事に完治させてしまった名医で信頼の置けるお医者様でもありました。

その東大卒の皮膚科医の先生は、私の足の親指を見て、「良性血管拡張性肉芽腫」と診断されて、説明をしてくださいました。女性に多い病気で、悪性のものではないということで、治療法は、やはり抗生物質の飲み薬と塗り薬が出されました。とにかく膿んでいるので炎症をおさめた方がいいとのことでした。本当は飲みたくありませんでしたが、試しに抗生物質を使ってみましたが、まったく変わらずの結果でした。

1週間後にまた皮膚科に行くと、先生は「薬が効かないなんておかしいな〜」と少しキレ気味で、次の治療法として、液体窒素で患部を凍傷させ（低温やけどさせる）、皮膚表面の異常組織（ウイルスが感染した細胞など）を壊死させて、新たな皮膚の再生を促す治療法に変えると提案されました。そして、一度で完全にはとりきれないので、1週間に一度患部に液体窒素治療するので通うようにとのことでした。その間は、プロペトで保湿し、サランラップを巻いて過ごすようにと言われたのです。エビデンス重視の先生は、サランラップ療法は湿潤療法と言って、自分の浸出液で治す自然治癒力を利用した治療であり、最近取り入れられている治療法であるけれど、抗生物質を使わないために感染したりすることも多いので、必ず患部の状態を1週間に一度診せに来るようにと言われました。

あんなに、エビデンスがないものは信じないと言われていたお医者様も私の足の状態を見て、自然治癒法に踏み切ったのは、冷えとりを始めたばかりの私にも、「やっぱりね」という気持ちなり、うれしくなりました。

この良性血管拡張性肉芽腫は、患部が靴に当たらなければ痛くないのです。靴を履くと痛いので、クロックスのつっかけを履いて過ごしました。この時は冷えとり靴下も五本指は履けませんでした。（プロペトを塗って、サランラップを巻くために五本指靴下に指が入らなかったのです。）痛みはあまりなかったのですが、人体の一部が腐るとこんな臭いがするのかというくらい腐臭がものすごかったです。

相変わらず腐臭が漂うと、心配性の夫が「本当にあの皮膚科で大丈夫なの？どうしてこんなに長いこと治らないの？別の医者に診てもらった方がいいんじゃないの？」とうるさく言ってきました。

結局、完治まで1年半かかりましたが、病院に行ったということで、夫は納得してくれて、だんだんうるさく言うこともなくなり、再び家族に平和が訪れました。エビデンス重視のお医者様に通い、患部を見せる時に靴下を脱ぐと、お医者様はなぜそんなに靴下を履

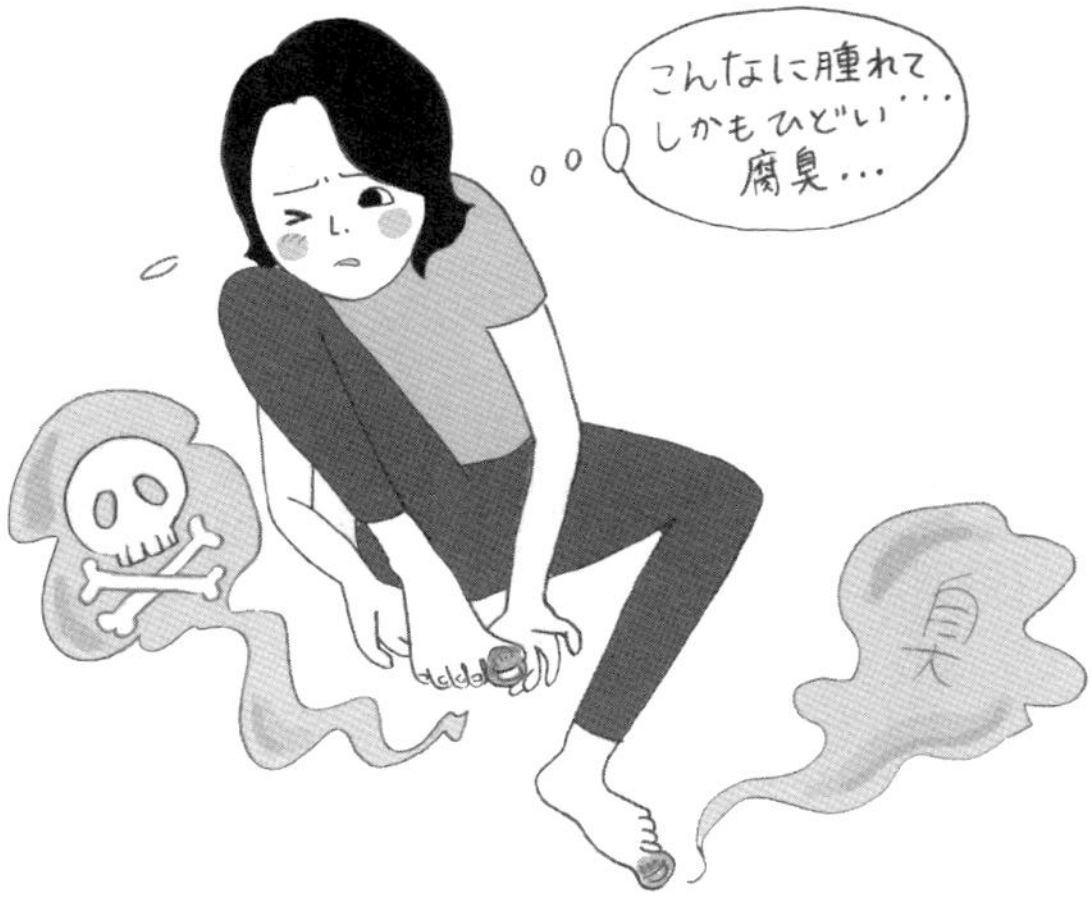

いているのかを知りたがりましたが、エビデンスのない健康法は怒られるので「職場がとても寒くて冷えるから」と言い訳してやり過ごしたり、診察前に靴下を脱いで対応するようにしました。

不思議なことに、この1年半の治療の最中に甘いものを食べたり、美食にすると、職場で患部に荷物が落ちてきたり、子供に足を踏まれたりと、せっかく良くなりかけた足の指が悪化することが多かったです。これは後から知ったことですが、冷えとりでは、足の親指は体全体を支える場所なので一番毒が出やすい場所だから、食べ過ぎると、一気に毒を出すことで悪化します。私が良性血管拡張性肉芽腫になったのは、毒が出せる状態になっているので、食べ過ぎると、物が落ちてくる、足を踏まれるということで、患部が悪化し、そこから一気に毒を出させていたというわけでした。

足が腐って切断かもと夫から脅され続けた1年半でしたが、薬を飲まなくても、毒出しの場合、時期が来れば良くなるということを知った良い経験となりました。

足の親指の腫れは、痛みはなく、腐臭だけが気になるめんげんでしたが、気がつくと二重爪も足の親指もすっかり元どおりになりました。このめんげんは、私の場合は冷えとりを始めてすぐに現れて、1年半で完治しましたが、現在冷えとり歴10年目の夫の親指の爪の異常（黄色く二重爪に変色）は、まだ続いていますので、個人差はあるようです。

恐怖で息ができないほどの咳発作
↓咳は食べ過ぎの消化不良が原因の「めんげん」だった

足の親指が悶絶するほど痛くなって、その根元が腫れ上がり、肉芽腫になるという「めんげん」の次に起こったのは咳発作でした。足の親指以上に苦しんだのは、実はこの咳の発作でした。なぜなら、眠れないほど咳が出たからです。

お布団に入ると、体が温まり、咳が止まらないほど出るのです。咳を止めようとしても苦しくて止められません。咳は出すしかないのです。寝室で咳に苦しんでいた私に、夫は、「うるさいっ！　眠れない」と怒り出すし、仕方がないので私はリビングに行って、ソファで眠り、思い切り咳を出していました。数年後、同じように咳のめんげんが出た夫は、このつらさを知ることになりましたが、咳のつらさは体験した人でなければわからないもので、見た目は健康そうに見えるため病気のようには扱われません。この時は本当に夫に殺意が芽生えました。

やがて、咳が苦し過ぎて、仕事にも行けなくなりました。当時の私は、電話応対の仕事があり、電話で会話をしていると自分の意思に関係がなく、咳が止まらなくなったのです。咳が苦しいからといって電話に出れないということが許されない環境で、咳がつらくても電話に出ないと怒られるのが怖くて、無理をして悪化させてしまいました。

ここまでくると、冷えとりだけで治したいという気持ちは薄れて、苦しさから逃れたいという元のお医者様頼みにすっかり戻ってしまいました。耳鼻科で受診すると、急性気管支喘息と診断されました。眠れないと訴えると、咳止めを処方されましたが、これも全く効きません。このころは、体を温めなければ咳の発作は起こりませんでした。お布団に入ったり、お風呂に入って体が温まると咳が止まらなくなるという感じでした。睡眠不足と不眠で体力を奪われて、死にそうでした。

やがて仕事を休職せざるを得なくなるくらい咳は悪化していきました。休職しているときに、娘の保育園のイベントがあり、代わりに夫に出て欲しいとお願いしましたが、「元気なんだから母親が行くべきだ」と一蹴されました。そのイベントは、読み聞かせがあったり、ボール投げがあったりと、咳に苦しむ私には地獄のようでした。夫に対しても、こんなに思いやりがない人とは暮らせないとまで考えました。

さすがに症状に耐えかねた私は、この時ばかりは抗生物質を飲みました。でも咳の勢いは増すばかりでした。どんどん抗生物質が強くなっていき、クラリス→ジスロマック（週に一度の強い薬）でも効かなくなり、気管支拡張テープや吸入を加えましたが、それも全く効きません。

息ができない……この頃には、夫にうるさいといくら言われようとも咳を自分の意思では全く止めることはできなくなりました。

ある晩、リビングで咳をし続けていると、本当に死ぬかもしれないという思いにとらわれました。咳のために体力を奪われ、ヘトヘトで何もできないし、眠れない。老人が肺不全で死亡というのはこういうことなんだという思いがよぎりました。このままでは胸骨が咳で骨折するかもしれないという恐怖にも襲われるくらい激しい咳が出続けます。

翌朝、夫に頼んで呼吸器専門のかかりつけの内科に連れて行ってもらい、咳の苦しさを医師に訴えるとすぐにステロイド入りの点滴をしてもらいました。すると、あんなに苦しんだ咳がピタリと止まってしまったのです。もう、何もなかったかのように咳が出なくなりました。しかしながら、医師からは「これはかなり強いステロイドを点滴しているから1回しかできない」と言われました。そして、この日の晩、本当に久しぶりに咳に悩まされることもなく眠ることができたのです。

この一発の点滴で…3日くらいは快適でした。ところが、人間、喉元を過ぎると苦しさを忘れてしまうものです。咳がひどい時には食欲もなく、食べることができなかった私にようやく食欲が戻ってきて、モリモリ食べるようになった結果、また咳が出始め、元の通りの発作が起こりました。慌てて、また呼吸器専門のかかりつけ内科に行き、点滴を懇願すると、先生は「本当にこれが最後です」と処置してくれました。そしてまたすぐに何もなかったかのように点滴後には回復してしまったのです。

咳喘息は、冷えとり2年目に起こった私のめんげんでした。同じような症状が冷えとり5年目の時に夫に起こり、娘にも私と同じ症状が起こりました。肺は排出する臓器で、大腸や皮膚とも関わりのある場所なので、冷えとりをしている人が必ず通る道です。めんげんで咳がひどいというのも、食べ過ぎが原因の消化不良でその毒が咳となって、肺から排出されていたのです。それほど私たちは、食べ過ぎているし、消化能力があまりない人は特に咳のめんげんや大腸の不調が起こる傾向があるように思います。

この日以来、私には咳の発作は全く起こらなくなりました。もともと風邪をひくとすぐに咳が出る体質で、咳が長引く方でしたが、これ以降その症状が全く出なくなりました。

これは私の肺のめんげんだったのではないかと思っています。そして、緩やかなめんげんは長期間かかりますが、このように強いめんげんは、毒出しが終われば一気にその症状が出なくなるということがこの経験からわかってきました。

死ぬかと思うくらいつらいめんげんでしたが、その分、時間的には短く、きつすぎるめんげんは一気に病気を吹っ飛ばしてくれるものだという私の冷えとりのめんげんの指針となりました。

どうして？　治療しても治療しても、次から次へと虫歯ができる…
→治療すると毒の出口を塞ぐから、別のところから毒出しが起こる

冷えとり2年目に咳喘息と並行して良性血管拡張性肉芽腫になり、それが完治するのに1年半かかりました。これが良くなるとともに冷えとり4年目で現れた次のめんげんは、虫歯でした。

小さい頃から虫歯は多く、歯科医に通うことが多かったので冷えとりに出会うまで、虫歯もめんげんだと思ったことはありませんでした。それに、冷えとりの本には虫歯も冷えとりで良くなるとありました。虫歯は決して良くなることがなく、取り除かない限り悪化するという思い込みがあったので、そんなことをにわかには冷えとりで改善しようということが信じられず、最初から歯科医に行っていました。

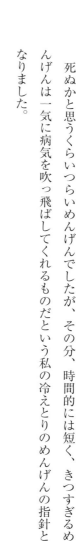

冷えとり4年目にいつものように歯の治療に歯科医に行き、虫歯を削って、仮歯の時にキュウリを噛んで、その衝撃で歯が割れてしまいました。そして生まれて初めて成人の歯を抜くことになりました。

抜けた歯の治療には、ブリッジ、インプラントという選択肢しかありませんでした。ブリッジは健康な歯を削るし、インプラントは金属を体の中に埋め込むのでどちらもやりたくありませんでした。

そこで、考えたのが矯正でした。

アラフォーの矯正が始まりました。すると、歯を動かすごとに次から次へと虫歯が見つかります。虫歯が見つかるたびに治療するのですが、治療するとその隣の歯に虫歯が見つかり、また治療。本当に虫歯との追いかけっこでした。

歯科衛生士さんには、「きちんと磨かないから虫歯になる」と叱られるので、本当に心がなんども折れかけました。この機にきちんとした歯の磨き方を習ったのですが、それでも虫歯は次々とできます。

虫歯発見→治療→また虫歯発見→治療というループに、はまってしまいました。

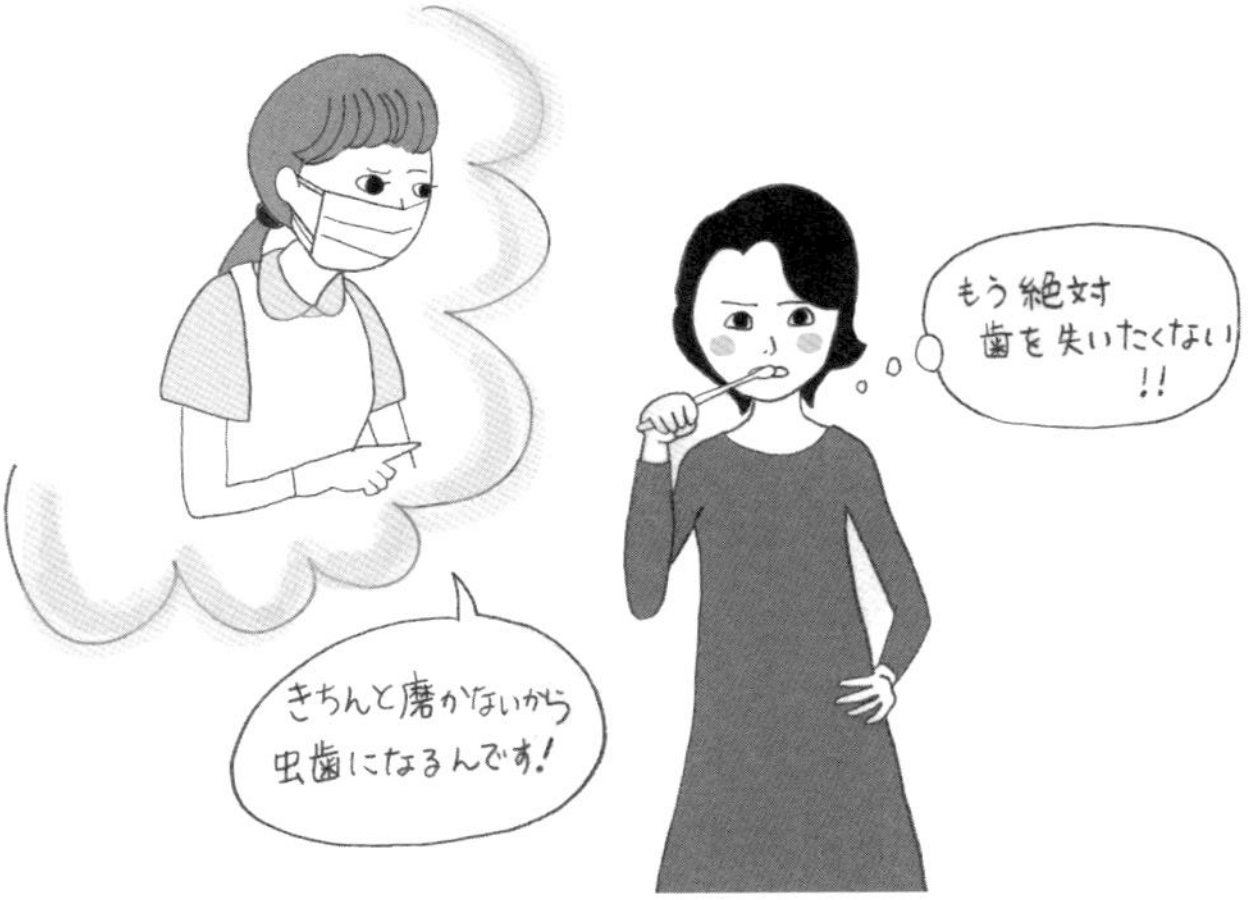
もう絶対 歯を失いたくない!!
きちんと磨かないから 虫歯になるんです!

悲しくてつらくて仕方がありませんでした。それ以上にまた虫歯で歯を失うことになったらどうしようという恐怖心でいっぱいでした。

歯科衛生士さんから習った歯磨きの方法で歯を磨く（こする？）ようになると、虫歯の発見が少なくなってきました。（あとで知ることになるのですが、冷えとりでは、かいたり、こすったりするとそこから毒が出やすくなるので良いのです。）朝も、昼も、晩も死ぬほど歯を磨きました。人生でこんなに歯を磨いたことはないでしょう。

虫歯は2年続いた後に、上の歯茎が腫れ上がって、膿がたまり、切開したのを最後にできなくなりました。おそらく虫歯を治療したことで、毒の出口が塞がれてしまったので、歯茎からの毒出しが始まったのではないかと思っています。

この腫れ上がった歯茎の部分は矯正で歯を抜いた場所でした。切開するとその部分に小さな骨（歯）ができていたのです！

これには驚きでした。冷えとりの本に虫歯が治ることもあるし、歯が生えることもあるという記述があり、まさかそんなことが起こるはずがないと思っていたところ、自分にそんなことが起こって、本当に驚きました。この経験もあって、冷えとりを信じられるようになったのです。

この「めんげん」のおかげで、今では虫歯もなくなってきました。ところが、虫歯を治療したせいで現れたのが、なんと大腸の「めんげん」でした。

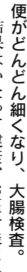

便がどんどん細くなり、大腸検査。→結果はいたって健康、お医者様に呆れられたのも「めんげん」だった?!

虫歯がだんだんできなくなってくると、次に大腸の具合がおかしいことに気がつきました。ものすごい悪臭の便と指くらいの細さになって、残便感がひどくなってきたのです。

異常に感じて、ネットで調べてみると、そのような症状は大腸ポリープや大腸ガンの疑いがあるとあり、心配になりました。このことを西洋医学信奉者の夫に伝えると、またギャンギャン言われるので、こっそり大腸検査を受けることにしました。

結果はなんともない↑こんなに健康なのになぜ来たのと検査した医師に冷たい目で見られました。ビオフェルミンを気休めに処方され、ストレスと診断されて終わりでした。

そして、ここで私はあることに気がついたのです！

冷えとりによれば、五臓六腑には親子関係や敵対関係があり、五臓と六腑は同じくくりで関係しています。たとえば、肺という臓器と同じくくりにあるのが、大腸という腑ですが、人間は臓器を失うと死んでしまうので、臓器の毒をまず同じくくりのなかの腑に引き受けてもらいます。腑の次に毒を出すのは表面に近いところで、肺と大腸と関係のあるのが歯や歯茎というわけです。虫歯は大腸の毒出しがあるところ、大腸は肺（臓）の腑です。だから、「めんげん」としてまず咳喘息の発作が起こり、それを強制的にステロイドで抑えてしまったから、その毒出しの肩代わりとして歯から毒を出していたのに、それも治療してしまったために今度は大腸から毒出しが始まったのではないか？と…

私は小さい頃から痩せぎすで、食べろ食べろと言われたために無理して食べていました。それでも全く太れず、お腹を壊すことも多かったのです。

今まで私が「めんげん」に苦しんだところは、排出関係の臓器でした。肺は空気を入れて出しますし、大腸は栄養を吸収し、不要なものを便として出します。

おそらく、私は人よりも入れる量が少なくても済むのに、努力して食べていたことが逆効果となって、

入れる量　＞　出す力

となっていたために不調が起こっていたのでは？　ということに気がつきました。なぜならば、大腸の具合が落ち着くと、今度は歯茎が腫れてきたからです。せっかく毒を出しているのに、そこを治療すると大元の毒出しができなくなるので、別のところから毒が出てくるということがわかりました。

本当に「めんげんって、わかってくると面白い！」です。渦中にいる時はつらくて、きつくてたまりませんが…。

大腸のめんげんについては、第3章で詳しく述べます。

第3章

「お願いだから医者に行ってくれ」と懇願する
西洋医学絶対信奉の夫vs
「冷えとりで絶対治す！」
熱血冷えとり妻のバトルの日々

不安製造メーカーの夫と離婚寸前までいった！

足が腐ったら切断するかもしれないから医者に行け

冷えとりを始めて半身浴や睡眠で足を温めると足の親指がズキンと痛むようになりました。お湯から足を出したり、靴下を脱ぎ捨てると痛みは和らぐのであまり気にしませんでした。気が付いた時には足の親指の爪は醜く、二重爪になっていました。そして全く爪が伸びなくなりました。そのうちに足の親指の根元が腫れて、痛みが出てきたので靴が履けなくなりました。私はこれはめんげんだと思い、冷えとりで治していこうとワクワクしましたが、夫はそれが気に入りませんでした。なぜならば、冷えとり以上に西洋医学を信奉していたからです。

足の親指が痛いのは痛風であるという潜在意識が夫の頭の中にありました。

この時点で私の親指からは膿がじくじくと出ていて、腐臭が漂っていました。見つからないようにこっそり冷えとりだけでやっていたのに、ある日この腐臭に気がつかれてしまいます。

「何なの？この臭いにおい？」

「こんなに足が腫れているんだから病院に行かなくちゃダメだよ！」

どんなに冷えとりのめんげんだと言っても聞く耳を持ちません。

「なんで病院に行かないの？？？」

「足が腐って切断ということになったらどうするの？」

私も意地になっていますから、足は消化器の毒出しが現れるところだし、せっかく冷えとりでここまで毒出しをしてきたのだから、このままやり続けたいと主張しました。自分の中で大丈夫という感覚があったのです。だから、せっかく毒を出しているのに、薬でそれを止めたくなかったのです。

「行け！」「行かない！」本当に毎日激しい言い合いになりました。

私のことを思って心配で病院に行けと言ってくれていたのに、この時はそんなことも耳に入らないくらい冷えとりを盲信していたのです。なんとしてでも冷えとりだけで足の腫れを乗り越えたくて、夫への説得材料を探すために、冷えとり勉強会に行きました。

この頃の私は熱血冷えとり妻で、何が何でも冷えとりだけで病気を寛解したいという思いでいっぱいでした。家族とけんかするくらいなら、病院に行ってもいいし、ガチガチの冷えとりはよくないということを勉強会で知りました。

冷えとり勉強会に出たことで私と同じように家族で、一人だけ冷えとりをしているところのような悩みを持つ人が多いということがわかりました。ところがこの頃の私はガチガチの冷えとり妻だったので、頭では理解できても、それを受け入れることはまだできませんでした。

冷えとりをやっていると「めんげん」が嬉しくなるという、西洋医学を信奉していた人から見れば本当におかしくなってしまったのではないかという不安から、家族の中に大きな摩擦が生まれます。まだ冷えとりをやっていなかった夫と冷えとりを始めたばかりの私は、本当に毎日激しくバトルを繰り返したものです。

離婚するかもしれないくらい言い争っていたのです……

「めんげん」の咳が出るようになった夫に、経験済みの妻が逆襲!

私が咳で苦しんでいたときに、本当に夫は冷たかったものです。

「うるさいッ! 眠れないッ! 咳出さないで」

「咳がうるさくて眠れないから、リビングに行って寝て」

と、夫から言われました。(病気の人にいたわりはないのかとムカつきました。)この時、なんてひどい人だろうと心の底から思い、殺意さえ覚えました。

咳で苦しいと訴えているのに、見た目は健康そうに見える私に、それくらいはできるでしょ! と家事や、娘の相手を強制しました。しかも、夫は人の気持ちをうまくコントロールするように仕向けるのです。特にこたえたのは、母親としてそれくらいできないなんておかしいと言われたことでした。喘息の発作は、経験したことのない人にはわからないかもしれませんが、本当に息ができなくてこのまま死んでしまうかもしれないと思うくらいつらいものです。

そして、喘息の「めんげん」は冷えとりをしていると必ず通る道です。

ついに夫も冷えとりを始めてから5年目に咳が止まらない喘息発作のような「めんげん」を体験しました。

パチパチ！！！

人は自分が痛い目に合わないと学ばないものです。このときはチャンスでした。

咳で苦しむ夫に、「あなたは私が咳の喘息発作で息ができないくらい苦しんでいるときに、〝それくらいの家事はできるよね〟とか、〝咳が出て苦しいからといって、子供の保育園行事に両親揃って行かないのはおかしい〟って、強制するように仕向けてきたの覚え

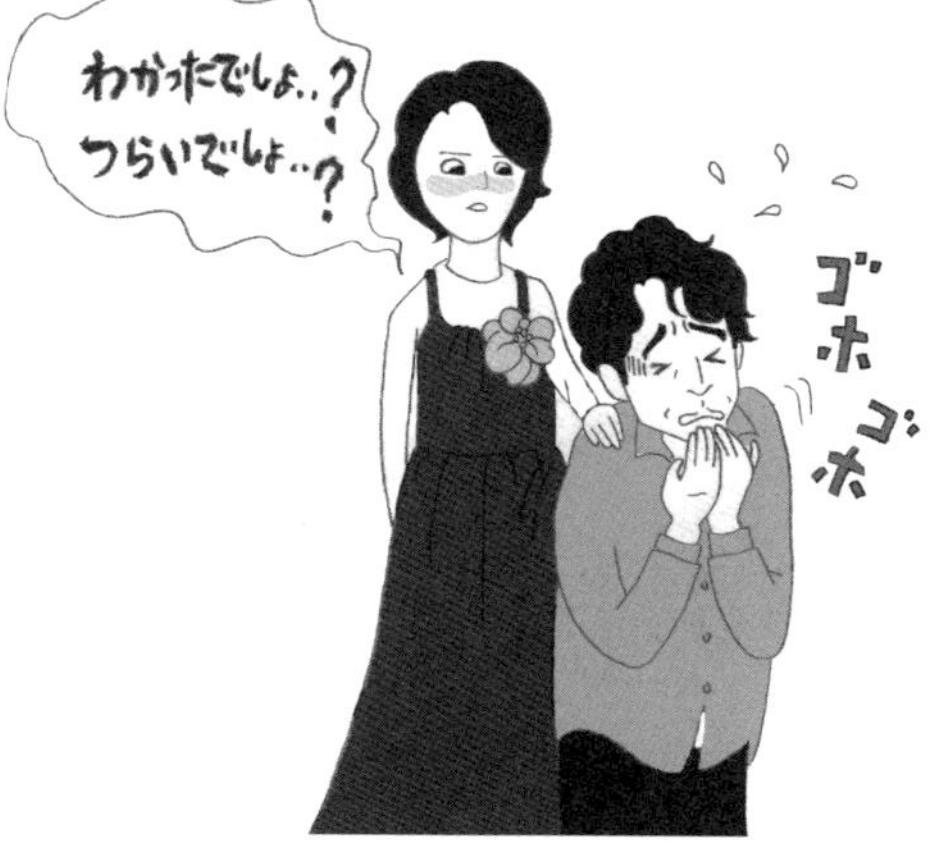

ている?」

と、じとっとねっとり言いました。

息絶え絶えの夫は、もちろん「覚えていない」と答えます。

「私は覚えているよ、そんな状態でできるわけないとわかったでしょ?そしてとてもつらいでしょ?」と、夫にたたみかけました。

「しかも、私は冷えとりだけで咳のめんげんを乗り越えたかったのに、無理やり病院に行くように仕向けられたし…」

「あのこと、私は忘れないよ…」←復讐終了。

自分もその苦しい咳喘息を体験して初めて、私の苦しさがわかった夫は、心から反省して謝ってくれました。

そして、私は冷えとりのめんげんの毒は止めてはいけないと知っていたので、咳を思うように出していいと夫に言いました。

夫は、自分の咳でうるさくて眠れないのでは?と心配しましたが、私も娘も冷えとりのおかげで睡眠に関して、そんな神経質なこともなく眠れるようになりましたので、「遠慮なく咳をしていい」と夫に伝えました。(冷えがとれると、熟睡できるので物音も気にならなくなり、ぐっすり眠れますし、睡眠時間が少なくても気にならなくなります。)

その結果、夫は思い切り、一晩中咳をした結果、その一晩で咳の発作はおさまりました。毒出しを止めなかったおかげかもしれません。

人は痛い目に合わないとわからないものです。冷えとりはそんなことも教えてくれました。このことを機に、夫は冷えとりに邁進する私に少し理解を示すようになったのではないかと思っています。

大腸がんだったらどうするの? 検査してきて

あんなに冷えとりだけでやっていこうと思っていた私も、冷えとり歴2年の咳喘息の発作には耐えきれずに西洋医学を頼ってしまいました。

肺を冒されると死ぬというのは本当だと実感できる、今までで一番つらいめんげんでしたが、これ以降、毎年咳喘息に悩まされていた症状が全く出なくなりました。急激なめんげんはつらいですが、あまり時間がかからず病状が改善されるものだということが咳喘息のめんげんで体験できました。

喘息の発作が起きている時に、静かに並行して起こっていためんげんも実はありました。それは大腸のめんげんです。

こちらは足の親指の腫れのめんげんが治るとともに、現れてきたように記憶していま す。私は快便で便秘の悩みはあまりありませんでした。それが、ゆる便になり、すっきりしない残便感を感じるようになりました。ゆるく、下痢気味なのに、便が出ていない膨満感を感じるのです。普通は、下痢をするとすっきりするものなのに、下痢気味にもかかわらず、便秘な感じがしました。冬にすき焼きを食べてから、便の具合が急激に悪くなりました。最初は、しばらくすれば治るだろうと思っていたので、「めんげん」とは感じていませんでした。ところが、3ヶ月経っても状態はよくならず、毎日すっきりしない感じです。だんだん便も細くなっていきました。

「うわー！！！　なにこれ！！！　臭すぎる！　下水が逆流しちゃってるんじゃないの～！！！」

ある時、私の後にトイレに入った夫が大騒ぎしてながら雄叫びをあげました。自分でも臭いとは感じていましたが、人を不快にさせるほどだとは思いませんでしたので、反省しました。

心配性の夫は、「大丈夫なの？大腸がおかしくなっているんじゃないの？」と、さらに不安を煽るようなことをしつこく言います。

あまりに言われるので、私も不安になり、ネットで検索してみました。すると、急激に細い便になって残便感があったり、無臭の便から臭い便になるのは、次の疾患が考えられるとありました。

ズバリ、大腸がんです！

大腸ポリープも可能性があります！

大腸がんはサイレントキラーと言われていて、静かに進行し、気がついた時には手遅れになるということも書かれていました。さすがに冷えとりだけでやっていこうと思った私でも、不安を感じました。

それは、がん＝死ぬ 死にたくない…という気持ちが強くあったからです。

でも具体的にどうしたらいいのかわからなくて、とりあえず区の大腸検査をしてみましたが、異常なし。排便後の臭いは変わらずありましたので、毎日、何度も何度も夫から、「大丈夫なの？病院に行ったの？なんでこんなに臭いの？」と聞かれるたびに私の方がどんどん不安になっていきました。

「がんになって死んだらどうするの？　娘をママなしにしてもいいの？」（当時、娘は2

歳でした。）

さらに不安を煽ることも言われて、相当つらくなってきました。「区の検診結果は異常なしだから…」と、力なく反論してみました。足の親指の腫れの時のように冷えとりだけでやるという反抗心は、不安に苛まれている私には全く生まれてきませんでした。

そして、毎日トイレの後に、夫から、「病院に行きなよ。喘息の時も病院の薬で治ったじゃん！　どうして行かないの？」とせっつかれるようになりました。

実はもしがんだったら？　と思うと怖くて病院に行く気持ちには、なれなかったのです。そこに、この夫の不安を煽る言葉が本当にこたえました。心配して言ってくれたのだと思いますが、そのときはがんになるというなんて（なんてひどいことをいう人だ）と恨みがましく思っていました。

毎日、言われるので、ついに不安が勝り、かかりつけの内科に行ってしまいました。

病状を相談したところ、

「区の大腸検査は便の表面を見るだけだから、本当のことを知るには内視鏡を入れて大腸検査をする必要があります。」と言われ、胃腸専門病院に内視鏡検査の予約を入れることになりました。

そして、一週間減食して大腸を綺麗にしてから大腸内視鏡検査を行いました。もちろん、その間は不安に苛まれていました。

夫は私が病院に行き、さらに胃腸専門の病院で内視鏡を入れる検査をすると知り、「だから早く病院へ行けと行ったのに！　あ〜、もう絶対がんだね！」と、怒りだす始末です。

ところが、検査の結果、なんともなかったのです。検査をしてくれたお医者様も、「なんの問題もないのになぜ検査をしたのですか？」と不思議そうでした。

「ストレス性のものかもしれませんので、ビオフェルミンを出しておきます。」とひと月分のお薬を処方してくれました。やはり、「めんげん」だったのでしょうか？

不安が病状を悪化させていたのか、結果を聞いて安心したおかげでこの検査の後に、便は元の通りになりました。

この「めんげんバトル」の体験後に私が学んだことは、どんなに強く言われても不安製造メーカー夫の言うことを聞かないようにするべきだということと、自分でもうダメだと思わなければ病院に行かなくても大丈夫だということでした。ところが、それ以上の夫との冷えとりのバトルが起こったのは、娘のことだったのです。

インフルエンザにかかったら困るでしょ、ワクチンを絶対打って！

夫は職業柄、不特定多数の人と会います。そのため、毎冬インフルエンザの予防接種を打つことが必須でした。また、共働き夫婦でしたので娘もインフルエンザの感染を恐れて、予防接種をしていました。

ところが、この予防接種…。娘の場合は、他の予防接種後にも体調を崩すことが多く、悩みの種でした。幼児期に卵アレルギー反応が強かった娘は、卵の白身が予防接種に使われていたので、摂取後に咳がひどくなったり、発疹ができたりしました。

予防接種をやめたい。

冷えとりの本には、不完全な免疫を作るよりもかかってしまった方が完全な免疫を作ることができる、毒出しができる。というようなことが書かれていたからです。

実際に、我が家の娘は水疱瘡の任意の予防接種をしたのにも関わらず、水疱瘡にかかりました。予防接種を勧めたかかりつけ医は、娘がアトピーだったので水疱瘡にかかると痒みが大変だということで予防接種を勧めてきたのですが、実際には本当に予防接種をしたのか?と医師も首をひねるくらいのひどい症状でした。

予防接種しても、かかるんだということをこの時実感しました。

冷えとりをしていれば、発熱や風邪は一気に体の毒を出せるので良いことだというように私もだんだん考えるようになっていきました。

ところが、西洋医学信奉者の夫にはそんなことは理解できません。

「インフルエンザの高熱で脳に障害が残ったという例もある!」

「必ず受けるべきだ!」と、譲りませんでした。

そんなわけで、冷えとり5年目の頃にまずは私が予防接種しないことを試してみました。（現在冷えとり12年になりましたが、毎年の注射をやめても寝込むような風邪もひかなくなりました。）

もちろん、予防接種しないことが夫に知れると、反発されるので、

「インフル打った？」と聞かれると、「うん」と答えておきました。

そして、予防接種しなくてもかからないという体験をした私は、翌年夫に家族の予防接種をしないことを提案しました。

すると、猛反発！

「家族全員インフルの注射をしなくて、誰かがなったらうつるんだよ！」

「もし、発熱で高熱になって娘の脳に障害が残ったら責任が取れるの？」

「母親としてどうなの！」と、ここまで言われました。

私がいくら熱を出すことは体の毒出しだからと言っても聞く耳を持ってくれません。この時はまだ夫は半信半疑で冷えとりをしていたからです。（＊疑いながら冷えとりをしても効果はあまりありません）

「発熱は体の毒出しだから、熱が出ていいんだよ!」
「冷えとりしていれば大丈夫。去年受けなくてもかからなかったし」

いくら言っても信じてくれず、この年は夫と娘だけインフルエンザの予防接種を受けました。すると、予防接種後に2人とも発熱してしまいました。この時夫は冷えとり3年、娘は4年目で毒を入れるとすぐに出せるようになっていたからだと思います。二人とも予防接種後にインフルエンザになってしまったのです。

夫は高熱にもならず、微熱の軽症なインフルエンザを発症しましたが、娘は本格的なインフルエンザにかかってしまいました。娘の場合は2回に分けて予防接種しなければならないのですが、1回目の段階で発症してしまったのです。

この時タミフル問題があったので、薬を飲ませずに半身浴で治したかったのですが、もちろん夫が許可するわけもなくタミフルを飲ませました。すると、やはり興奮して異常行動がありました。目がらんらんと輝き、部屋を行ったり来たりする娘に異様な感じを受けました。

薬は怖い…異常行動は本当に恐ろしかったです。

家族の中で予防接種もしていない私だけが、２人の看病をしていたのにも関わらず、元気でした。むしろ、私は感染したら、半身浴で治す実験をしたかったのでインフルエンザにかかりたかったのにかからなかったのです。

そして、この時ばかりとインフルエンザにかかっている夫に逆襲しました。

「インフルエンザの予防接種しても、かかるときはかかるんだよ。」
「しかも、予防接種した後に体調を崩すし、さらに薬を飲むなんてバカバカしくない？」
「予防接種と解熱剤のダブルで薬を体に入れて、お金もかかるなんて本末転倒。」
「かかったら一気に毒出しできるし、こんないいことないんだから、それでもまだ予防接種を受けたい？」

夫は何も言いませんでした。こうして、そのインフルエンザ感染を最後に翌年から夫も子供も予防接種を受けなくなったのです。

アトピーの娘の治療をめぐって

見た目がひどいからステロイドを塗りたい夫vs かいて毒を出すことを奨励する妻

我が家の娘は生後8ヶ月の時にアトピーと卵のアレルギーと診断されました。顔一面真っ赤で、かきむしるために血まみれでした。

冷えとりを知らなかった頃は、医師の勧めるままに抗アレルギー剤とステロイドを塗り続けていました。ところが、どんどんステロイドの強度が高いものになっていく始末。そして、ステロイドを塗ると、翌日には何もなかったかのような肌になるのですが、それがどんどん効かなくなっていくのです。

かかりつけのお医者様からは、「ステロイドは火事の状態を一時的に火消ししますが、火はくすぶり続けています。消すのをやめるとまた発火しますから、突然ステロイドをやめないでください。医師の指示に従ってステロイドを続ければ危険はありません」と言われていましたが、私は娘に塗るのが怖くて仕方がありませんでした。なにせ、ステロイドの強度がどんどん強くなっていくし、やめるとリバウンドですぐに頬は真っ赤になり、かわいそうな状態になるのです。

見た目がひどいとかわいそうだと親心に思いましたので、冷えとりを始めて6年間は西洋医学と並行していました。

毒が出てきて、アレルギーも喘息も起こらなくなって、ついに脱ステロイドを始めてみようかと思ったのは、娘が10歳の冬でした。

冷えとりくつ下と天然素材の店繭結さんの冷えとりお話会に参加して、冷えとりでアトピーが改善したということを聞いたり、実際の写真を見せていただいたりして、自分の娘にも試してみたいと思ったのが理由です。

今までは、「かゆいときにかき癖になるからかいてはいけない！」と言っていたけれど、急に方向転換です。

「冷えとりではかいて傷口を広げて毒を出すので、これからはかゆい時にかいていいよ!」と子供に告げると、子供は「かゆい時にかいていいんだ」と嬉しそうでした。

脱ステロイドを始めたばかりの頃は、一時的にアトピーが首下から胸部と背中に広がりました。皮膚も真っ赤になりました。

それをみた夫は、

「薬を塗らなくて大丈夫なの?」

「このままアトピーの肌になっちゃって、赤ら顔のままになったらどうするの?」

「親として、冷えとりを子供に強制するのはどうなの?」

「ステロイドを塗れば、すぐにアトピーの症状は治るんだから、塗った方がいい」

「痒いのがかわいそう」

「血まみれで痛そう」

と、ネガティブオーラ炸裂です。毎日、お風呂上がりに私が娘の肌にシルクパウダーをはたいているときに横でこんなふうに言ってくるので辟易しました。

実は私もこの一時的なアトピーの肌の悪化には相当心が折れていて、くじけそうでした。お風呂上がりの子供のスキンケアの時に、「痒いね」「ひどいね」と思わず言ってしまったのです。

冷えとりでは絹は毒を吸ってくれるものですが、それをパウダーにしたものを肌にはたくと皮膚の毒を吸ってくれると教えていただいて、娘のアトピーの患部にはたくのですが、良くなると思ってやっているのに、どんどん悪化していく…。

これは、アトピーの人が民間療法で騙されているやつかな？と不安に思っているところに、夫からの追い打ちの不安を煽るネガティブ発言です。

「皮膚科に行った方がいい」
「ステロイドを塗ろう」

夫からの攻撃に耐えられなくなり、冷えとりお話会を開催してくれた冷えとりくつ下と天然素材の店繭結さんに電話相談しました。

「お母さんが、かわいそう、ひどいと言うと、それがお子さんに伝わり、お子さんの心が不安になるので、そこはお母さんがぐっとこらえて、大丈夫、良くなるよと言いながらパウダーをはたいてください」

「もし、お子さんが薬を使いたいと言ったら、薬を使ってあげてください」

という返事をもらいました。

娘に聞いてみました。


「今、アトピーが悪化してしまっているけれど、学校でお友達に何か言われるのが嫌だったら、またお薬塗ってもいいんだよ。どうする？」

「このままがいい」

「悪化してつらくないの？」

「だってお薬を塗ったら、またかいちゃいけなくなるでしょ。今は痒い時にかいてもいいし。それにステロイドを塗っていると、痒いところがどこなのかわからなくなるんだよ。今はどこが痒いのかよくわかるの」

「パパが、音ちゃんの肌が荒れてかわいそうだっていうけれど、大丈夫？」

「服を着てしまえばわからないし、痒いところをかけない方が嫌だからこのままでいい」

（冷えとりのおかげで、頭寒足熱のおかげで首から上にはアトピーの症状が出なくなっていました。）

そんな理由で、娘は冷えとりだけでアトピーを治していくという道を選んだのです。娘が選んだのは、西洋医学ではなく、本当に心地が良いと感じる冷えとりでした。

そしてそれからというもの、娘の肌のひどい状態を見ながら、シルクパウダーでスキンケアをする私は、どんなに心が折れそうになっても、大丈夫、大丈夫と言い続けました。

そんな様子を見ていた西洋医学信奉者の夫も、娘の肌の回復を見て何か感じることがあったようで、だいぶ冷えとりに理解を示してくれるようになったのですが、まだまだ娘の健康を巡る冷えとりでは衝突することが続いていくのです。

予防接種は絶対必要の夫vs ワクチンは不完全な免疫を作るからあえて感染させたい妻

娘の健康に関する夫婦最大のバトルは、予防接種でもありました。娘が幼児の頃は共働きで、娘の具合が悪くなって休むと罵倒される職場に勤めていた私は、娘の病気をなんとしてでも防ぎたいという思いから、次から次へと予防接種を受けさせました。すると、予防接種したのにも関わらず、おたふく風邪や水疱瘡に簡単にかかってしまいました。しかも、予防接種直後には必ず娘は体調を崩すのです。結局、予防接種後と感染後のダブルで仕事を休まなければならなくなり、踏んだり蹴ったりでした。

これを何回か繰り返していくうちに、さすがに私も予防接種はおかしいと思うようになってきました。

思い切って、うつってしまった方がいいんじゃないの?

当時、風疹にかかったことがなかった妊婦さんが妊娠中にご主人から風疹をうつされてしまって、障害のある赤ちゃんを出産するというニュースを見た私は、そう考えるようになっていきました。

中途半端な抗体を作ったら、再度感染するということが身を以て体験できたので、それならばいっそのこと感染してしまった方が完全抗体を作るというように考えるようになったのです。

しかし、夫は私のこの突然の変化についていけません。私が予防接種を受けないことは大人なので自己責任の範囲で構わないけれど、娘はどうなのかという思いが強かったのです。

それも、当時インフルエンザを受けて高熱の後に脳に障害が残ってしまったり、タミフルを服用して異常行動で窓から飛び降りてしまった子供のニュースを見て、インフルエンザを絶対に防ぎたいと思ったという親の愛からの心配もありました。

かくして、娘を完全に病気から予防したい夫 vs 毒を入れて毒を制したい妻 との抗争の図式ができ上がりました。

どんなに予防接種が恐ろしいものだと夫を説得しても、夫は聞く耳を持ちません。

最終的に、「じゃあ、子供に障害が残ったら責任とるのね!」という捨て台詞を吐かれると私も弱気になりました。そんな時に幸か不幸か娘と夫が予防接種直後にインフルエンザに感染してしまい、タミフルを使う機会があり、異常行動を体験しました。

冷えとりでは熱は体の免疫力を上げてくれるので、下げない方がいいのですが、西洋医学ではあまりに高い熱は引きつけや脳に障害が起きるから下げた方がいいとされています。西洋医学が当たり前と思う現代では、なかなか熱を下げない状態にいることは難しいと思います。ましてや子供のことになると、なおさらです。

２人がインフルエンザにかかった時に、突然夫は来年からインフルエンザの予防注射を受けなくてもいいし、娘にも受けさせなくていいという変化を見せました。

それはなぜなのか？

実は夫はとても臆病だったからです。もともと夫には腎臓に疾患（尿路結石や尿酸値が高い）があります。冷えとりでは腎臓が悪い人は怖がり、怖がりだと腎臓が悪くなるという関係があり、まさにそれだったのです。

娘のことも心配だったのですが、それ以上に自分の恐怖心を予防接種で和らげたいという気持ちから夫婦間のバトルが起きたことがわかってきました。２人とも娘を思う気持ちは一緒なのですが、それぞれのアプローチが違っていたのです。

・夫はネガティブな要素を取り除く予防接種から…

・私はポジティブ思考で自然療法から毒を制す…

これがわかってきた私は、夫には怖いことや不安なことはあえて一度は体験させてから冷えとりのやり方を勧めるようになり、今ではうちの家族はあんなに依存していた予防接種をしなくても平気になりました。

それに冷えがとれてくるにつれて、毎日毒出しをしているおかげで滅多なことでは風邪をひかなくなり、あんなに病気に苦しんだ家族はすっかり健康になってしまったのです。これも冷えとりの不思議です。ここまで来るのに本当に家族間での無理解や諍いがありましたが、これも冷えがとれてきたからこそ少しずつ進歩したように思います。

かわいそうだからたくさん食べさせたい夫vs食べ過ぎは体の毒をためて「めんげん」で苦しむから少食にしたい妻

冷えとりの最大の難関であった食べることとの闘いは、難航を極めました。食べることは幸福感や本能です。それを冷えとりで否定されるなんて！

もちろん風家でもバトルは勃発しました。実はこの食べ過ぎこそが、娘のアトピーや喘息を悪化させていたのです。

冷えとりをしなかった頃は、それこそ私も食べることはいいことだと思い込んでいました。

たくさん食べる→成長する→大きくなる。この図式です。

それこそ娘には、食べたいだけ食べさせていました。その頃の娘（当時3歳）は平気でピザのMサイズを1枚ぺろっと食べていました。もちろんアトピーはひどいし、喘息の発作や嘔吐も毎年のように激しく起こりました。

冷えとりをするようになってから、「食べ過ぎは免疫力を下げる」と知った時の私の衝撃はかなり大きかったのです。

冷えとり初期の頃は私もガチガチの冷えとりをやろうと思っていました。娘に冷えとりをさせる前に自分が冷えとりをいろいろと試してみた結果、本当に冷えとりの考えに従ったら健康になったという体験があったからでした。

そこで私が試してみたのは、できるだけ食べさせ過ぎないということでした。

普段の生活をしているとどうしても過食になるので、食べ過ぎないことを推進しています。冷えとり提唱者の進藤義晴先生のお食事は本当に少なくて驚くほどです。私たちの子供の頃は、肉や魚を毎日食べるということはありませんでしたが、今は必ずそのどちらかはありますし、ケーキもお祝い事の時にしか食べられなかったものですが、コンビニで気軽に買うことができるのが現代生活です。

私が試してみたのは、夕食を粗食にすることでした。すると、食べるのが大好きな夫が、食卓に並ぶ食べ物に満足できません。

「こんなんじゃお腹が減っちゃう」

「音が大きくなれなかったらどうするの?」

夫は娘がモリモリ食べるのを見るのが大好きでした。そんな非難の声を浴びながらも私は必死で食べさせないことを守りました。すると、あんなに苦しんでいた喘息も、血まみれになっていたアトピーも和らいでいったのです。

(やはり本当だった!)

この成功体験は私をどんどん冷えとりにはまらせていきました。肉をモリモリ食べている夫を見るとまるで汚いものを見るかのように軽蔑し、非難さえしていました。

「もっとちゃんと食べさせないと身長が伸びない」

(アレルギーで牛乳を飲ませませんでしたが、小魚を食べさせていたので、小学5年生の頃にすでに身長150cmになりました。)

「卵を食べないとタンパク質が取れない」

(卵を食べなくても、人の体は偉大で、ないものをきちんと作り出してくれるというのも冷えとりで知りました)

こんなふうに言われるたびに、「過食は免疫力を下げるから喘息になるんだよ。冷えとりを始めて、過食しないようになってから喘息の発作が起こらなくなったでしょ。過食させて、またあの苦しい喘息の日々に戻りたいの？」と応戦すると、夫は黙るようになりました。でも、なんだか嫌なムードになりました。

喘息発作の日々は娘にとっても、そばで寝る親にとっても苦しい闘いだったからです。誰もあの日々には戻りたくないのですが、どうしても食べることがいいことだと思い込んでいるので、食べさせないことがかわいそうだという気持ちになってしまうのが今の私なら、わかりますが、当時の私は、親のくせに子供の健康を考えないなんて！　と夫を心の中で非難していたのが態度に出たのでしょう。

そしてついに迎えた大激戦。お菓子問題です。

夫の小さい頃の環境は、お菓子がたくさん置いてあり、自由に食べられた環境でした。（お酒はすっぱりやめられたのに、冷えとり10年経っても夫は甘いものを断つことができません。）

お菓子が食べられない環境は夫にとっては信じがたい環境で、娘へのお菓子断ちは許せない行為でした。

「お菓子を好きに食べさせないと、大きくなってから、ドカ食いして太ったら大変！」

「お菓子が食べられないなんてかわいそすぎる。」

それに対して、冷えとりを守りたい私は

「お菓子を食べて、アトピーが痒くなってつらいのと、どちらがかわいそうなの？」

と強く言って、争う日が続きました。

今では私も冷えとり歴が長くなり、夫は腎臓が悪いため不安になりがちで物事を悪い方向へ考えてしまう傾向があるということがわかります。

夫は少しの空腹も我慢できず、あと30分で食事だという時にも我慢ができなくて、何かを口に入れてしまうのも消化器が悪いという特徴の一つなのです。

夫のこの不安さえ解消できれば、温和に物事は進んでいくので、お菓子を毎日は食べさせず、土日のお休みの時にみんなで食べるということへなんとか持ち込み、妥協してくれました。

すると、娘は喘息の発作が起こらなくなったし、アトピーも本当に軽くなっていったのです。お菓子を食べた翌朝はやはりアトピーが悪化したり、鼻水がものすごく出るという毒出しの症状は起こります。アトピーには甘いものがよくないと言われているのは、やはり本当だったのです。

最初は少食やお菓子を食べさせない私に対して、夫はかなりのブーイングでしたが、健康になるという事実を目の当たりにして考えも変わりました。

食べるということは命をいただくことです。お腹も減っていないのに食事の時間が来たからといって食べたり、ストレスからの暴飲暴食をやめれば、無駄に食べ物を消費しなくても済みます。一人ひとりが食べ物を無駄にすることをやめて、少しのもので足りる体になれば、食料不足のところに食べ物を回すことができるようになります。

冷えとりは世直しであるというのも納得です。こうして、冷えとり家族はガチガチの西洋医学という常識と闘いながら、その形を作っていくこととなったのです。

バトル余話❷

冷えとりvs 学校

裸足教育の保育園での冷えとり

我が家の娘は5歳になる頃から冷えとりを始めました。保育園、小学校、中学校と学校というところに通うようになって、決まりというものとどう向き合っていくのかについて考えさせられたことをお伝えしたいと思います。

裸足にするのがいいといまだに信じられ、通っていた保育園では冬でも裸足で過ごすのが普通でした。赤ちゃんの頃はそれでも良かったのですが、話すことができるようになると、娘は「足が寒い」と言うようになりました。

小さい頃から冷えとりをしていた娘は、足が冷えることは大嫌いなのです。保育園でも４枚履きの靴下の重ね履きをしていました。

お友達に何か言われて嫌だったらやめてもいいと話していましたが、娘は寒い方が嫌で靴下の重ね履きを続けていました。すると、保育士の方が、「靴下をたくさん履いていると成長に妨げがあるので裸足の方がいいのでは…」と娘の靴下を脱がせていたのです。

娘は寒いのが嫌だというので、園長先生と話し合いの場を設けました。娘がアトピーだったことがあり、宗教的な代替え医療に、はまっていると思われるのが嫌だったので、進藤先生の書籍を持参し、説明もきちんとしました。

年配の保育士の方はなかなか理解を示してくれませんでしたが、ちょうど服部みれいさんのおかげで冷えとりが世に知られるようになったこともあり、若い保育士の方が口添えしてくれて、冷えとりを保育園で続けられるようになったのです。

冷えとりは子供が保育園4年目から卒園まで続けました。スパッツを履かせ、靴下の重ね履き4枚スタイルでした。

小学校では人目もはばからず冷えとりスタイル

小学校は私服なのでズボンと下半身の厚い冷えとりスタイルでした。保育園卒園間際から靴下の枚数が4枚から6枚に増えました。保育園と違って、小学生になれば人と違ったスタイルをしているといじめられるかもしれないという心配もあり、娘には「嫌だったら冷えとりは家だけでもいいよ」と伝えてありました。

ところが娘は寒さの方が不快で冷えとりスタイルを続けました。困ったのは、校外学習やプールの時くらいでした。お風呂や更衣室の着替えでお友達に「なんでそんなに靴下をたくさん履いているの?」と聞かれることがあったようでしたが、「アトピーの治療なの」と答えると誰も深く突っ込んではこなかったようです。スカートは寒いので嫌だと一度も履いたことはありませんでした。(例外として、冷えとりで奨励しているワンピースは夏の間だけスパッツ着用のまま着ることがありました。)

小学校で一番困ったのは、3年生の時に担任の先生から、「そんなに靴下をたくさん

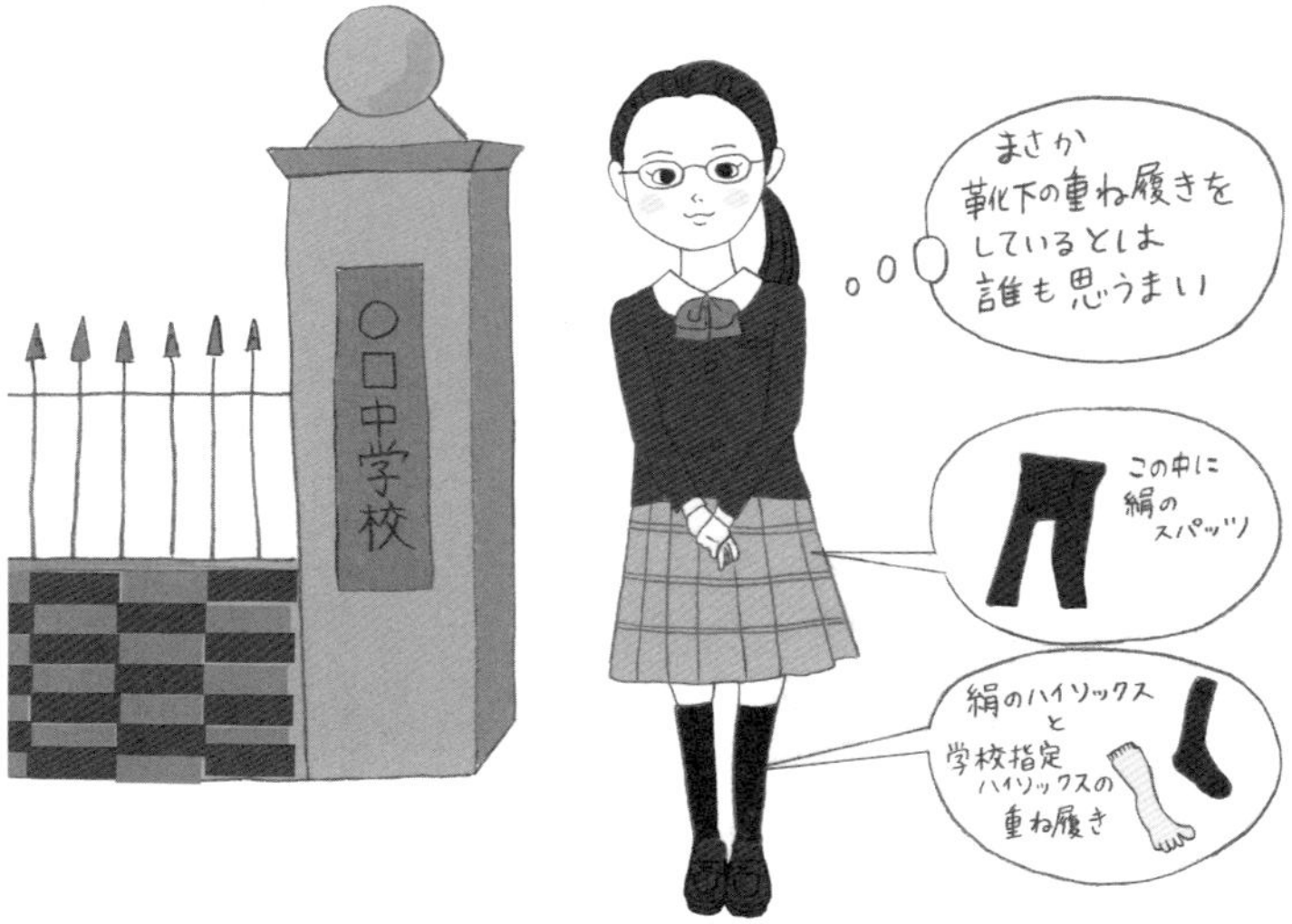
○□中学校
まさか
靴下の重ね履きを
しているとは
誰も思うまい
この中に
絹の
スパッツ
絹のハイソックス
と
学校指定
ハイソックスの
重ね履き

履いているから足が遅いんだよ」という意味不明なことを娘が言われたことくらいで、冷えとりをやめろと強制されたことはありませんでした。

周りのお友達も靴下はアトピー治療と認識してくれたおかげで、冷えとりスタイルのためにいじめにあうということもありませんでした。天然素材の服も着ることができて、かなり毒出しができたように思います。

制服のある中学生になって、初めてスカートを履く

中学生になると制服があるので、スカートを履くことになりました。十年間の冷えとりファッションで、娘はウエストがきついスカート

が嫌いで履いたことがありませんし、スカートの中にスパッツが履けないのも寒くてつらい。加えて、靴下がハイソックス1枚なんて耐えられない。そんな娘と考えたのが、制服でも冷えとりスタイルをできるだけ続けることでした。

スカートの下には大人用の五分丈の絹のスパッツを履き、校章のついた指定の綿のハイソックスの下に絹の五本指のハイソックスを重ね履きすることにしたので、寒さ対策は少しはましです。

ところが、今まで天然素材しか着たことがなかった娘が生まれて初めて化繊のワイシャツを着るようになって、しばらくの間は手首のところの皮膚が悪化し、血まみれになりました。そう考えると化繊は良くないのだと改めて知るきっかけになりました。

日中は手首にシルクを巻いてその上に指定ブラウスを着て、帰宅後にシルクパウダーをはたくことにしています。

今までは、冷えとりスタイルをほぼ24時間実行できましたが、中学生になってからは学校では2枚しか靴下の重ね履きができなくなり、それは家に帰ってすぐに6枚重ね履きし、半身浴の時間を長くするなどで工夫しています。

冷えとりスタイルは、環境でできないからと諦めるのではなく、自分の頭で考えて工夫すればできるものだということがわかりました。

第4章

そんな西洋医学絶対信奉者の夫が冷えとりにはまりました！

驚き！　あんなに頑なだった夫が冷えとりに参戦

妻は生理痛や喘息、肉芽腫を乗り越えて、どんどん健康になり、娘は毎年悩まされていた喘息発作が治まり、顔のアトピーも気がついたらなくなったのに驚き、夫は「家族が靴下を履くだけで健康になるのならば、やってみよう」となりました。

冷えとりvs西洋医学とバトルを繰り返していた私たち夫婦ですが、生理痛がひどくて寝込んでいた妻が生理になっても元気に家事をこなしたり、毎冬喘息に悩まされていた娘にも、気がつくと喘息が起こらなくなっているのを目にしてきた夫は、冷えとりにも興味を持ったようでした。

夫「ねえ、男性でも冷えとりってできるの？」
私「え？　冷えとりやってみようと思ったの？」
夫「だってさ、２人が温かいねって楽しそうだしさ、自分だけ冷えとりしていないとなんか家族で仲間外れみたいだからさ…」

私「冷えとりは靴下教じゃないのなんて、私を新興宗教に入ったみたいに言っていたのに、驚きの変化だね〜」

私「もちろん、冷えとりをしてみて納得できなかったら、すぐにやめるけれどね」

というわけで、男性用の冷えとりの大きいサイズの靴下を準備しました。

あんなに「冷えとりは、とてもいいからやったほうがいい」と勧めた時はまるでなんの関心も持たなかったのに（どちらかと言うと激しく嫌悪感を示し、絶対にやらないとまで言っていました）、冷えとりを勧めるのを諦めた途端、自分からやりたいと言うようになったことに驚きでした。

冷えとりは無理に勧めたらいけない、自分からやろうと思わなければ続けられないというのも納得できました。

靴下を履くだけで健康になるのならば、やってみよう！

夫「靴下を履くだけで本当に健康になれるの？」
私「とにかく足を冷やさなければいいんだよ」
夫「寝るときも靴下を履いて、体にいいの？」
私「冷えとりでは半身浴をしている状態を24時間作るんだよ〜。寝ている時にも毒が出るから…」
夫「足から毒が出るわけがないじゃん！　寝ているときも靴下を履いたままなんて気持ち悪！　靴下をたくさん履いていれば健康になるのなら、医者もいらなくなるじゃん！　そんなことあり得ないよね〜」

こんな言葉で始まった夫の冷えとりですが、靴下をまず2枚履きから始めてみました。

夫「足が熱い！　無理！」

最初は靴下を脱ぎ捨てていました。

夫「足が熱いってことは元々冷えていないんじゃないの？本当にこれで正しいの？本当にこんなことで健康になれるの？」

と、しつこいくらい聞いてくるので、進藤先生の本を読むことを勧めてみましたが、読みたくないと一切拒否です。

それでも靴下を脱いだり、履いたりを繰り返し、初めての冬がやってきました。

夫「太ももが寒い。今まで寒さを感じたことがなかったのに寒さがわかるようになった。
2人が履いているスパッツを自分も履きたい」

と言うようになり、冷えとり1年目から男性用の絹のスパッツも履くようになりました。

その後、どんどん寒さを感じるようになり、靴下はいつの間にか2枚から4枚、4枚から

6枚に、スパッツは絹1枚からウールの二枚重ねになったのです。すると、どんどん毒出しが起こるようになりました。

脳腫瘍の手術後「一生付き合っていかなくてはならない」と言われた頭痛が減った

夫は30代の初めに脳腫瘍の聴神経腫瘍にかかりました。腫瘍を除去するために手術で頭を開いた後遺症で、術後は頭痛と長きに渡るお付き合いをしていかなければならないと宣言された夫は、気圧の変化やお酒を飲むとものすごい頭痛に悩まされることになりました。

手術直後の頭痛は本当にひどくて、直後はボルタレンを飲みまくりましたが、それは劇薬だからと処方してもらえなくなり、ロキソニンを大量処方してもらうことになりました。あの痛さの恐怖から、頭痛が起こりそうになると予防するために早めのロキソニンを飲むことになりました。

雨が降りそうになってロキソニン。

お酒を飲んでもロキソニン。

ところが、お酒を飲みたいだけ飲んで、「頭が痛くなったら嫌だからロキソニンを飲んでおこうっと」と言ってロキソニンを飲むことにどうしても私は納得できませんでした。

夫いわく「痛くなってからロキソニンを飲んでも効かないので痛くなりそうという時に飲むのがいい」そうでした。

私「頭が痛くなるなら、お酒を控えなくちゃダメじゃん！」
夫「お酒を飲めないなんて絶対に嫌だ！」
私「じゃあ、もう知らないっ！」
夫「冷たいね！」

いくら言ってもこのバトルの繰り返しでした。ロキソニンは胃に負担のかかる薬です。

私も生理痛がひどい時には、２時間おきにロキソニンを飲まないと痛みのあまり普通に生活ができませんでしたから、痛さに対しても夫の恐怖心はよくわかりました。

でも、健康のことを考えるとロキソニンの飲み過ぎや、アルコールと一緒に胃の中で混ざることも心配でした。だったら、お酒を飲まないようにすればいいのにと勝手にやきもきしていました。

冷えとりを始めて半年経った頃に、ロキソニンが減っていないことに気がつきました。

私「最近、頭が痛くないの？」

夫「そういえば、痛みが前に比べて減ってきたような？」

最初は冷えとりにとても懐疑的だった夫ですが、靴下を2枚重ね履きから始めて、やがて靴下の枚数が6枚になり、半身浴も「杉っ子」（進藤義晴先生開発の毒を出し、体を温めてくれる入浴剤）を入れてできるようになってきました。

たまに靴下をうっかり履き忘れると、寒いと感じるようにまで変化しました。ずっと足が熱いから冷えていないと言っていた夫の大変化です。冷えがとれてくるにつれて、頭痛が起こる頻度が減ってきたようなのです。

頭痛が減るにつれて、ロキソニンを飲む回数も減ってきました。鎮痛剤は体を冷やしますし、肝臓に負担をかけます。肝臓が悪い人は頭が痛くなる傾向にあります。思えば、脳腫瘍になった頃は仕事から遅く帰ってきて、リラックスするために寝る前にビールとキムチの晩酌を毎晩のようにしていたことも原因の一つだったのかもしれません。アルコールも体を冷やしますから。

こんなふうに夫も、靴下を履き、半身浴をするようになってから、気がついたときには頭痛が以前に比べてあまり起こらなくなっていました。

このときはまだ、頭痛が減っていったのが冷えとりのおかげだとは思ってもみませんでした。

あんなに苦しんだ夫の花粉症が軽減

最初は足が熱いから冷えていないと主張していたのに、私と娘がどんどん病状を改善していくのを見て、夫も冷えとりを始めるようになりました。

すると、足の冷えがわかってきて、絹のレギンスとウールのレギンスを重ね履きするようにもなってきました。靴下は最初の頃は暑くて脱いだり履いたりを繰り返していましたが、秋には6枚を履けるようになりました。男性にしては、ズボンの下にこの2枚を履いているのですから、下半身はパンパンです。それでも夫はおしゃれにうるさい人なの

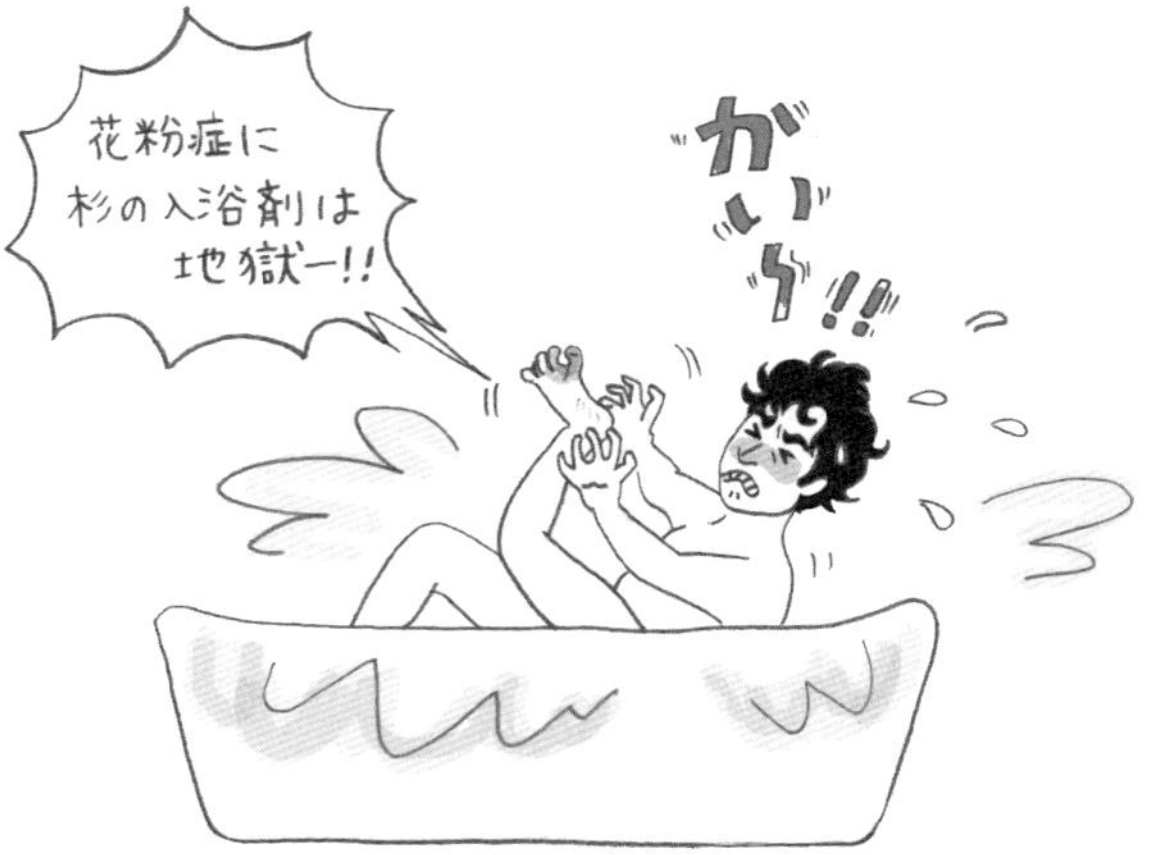

で、ぴっちりパンツも履きこなしていました。
すると、絹→ウール→コットン（ズボン）のスパッツの重ね履きを自然とするようになり、絹の股の部分が溶けて破けました。
絹は人の肌と同じ成分でできていて、毒を吸って外に出してくれます。股が破けるということは、毒を吸ってくれていたのです。（夫は尿酸値が高く、痛風の傾向がありますので、股から毒が出やすいのだと思います。）

夫は私が半身浴のためにお風呂に「杉っ子」を入れているのを最初は快く思っていませんでした。なぜならば、ひどい花粉症だったから…。杉は天敵のようなものでした。
実際、杉っ子を入れたお湯につかると最初の頃は足の親指が痛くなって、足もかゆくなり、湯の中でかきむしっていました。

夫「花粉症なのに、杉の入浴剤は地獄！」
私「毒を出しちゃうと花粉症も軽くなるらしいよ」
夫「いや、花粉症のつらさはなった人じゃないとわからないから、そんなこと言ってさ！」
私「冷えとり上級者になると、花粉を浴びると肝臓の毒が出るって喜ぶらしいよ〜」
夫「え？　頭がおかしいんじゃないの？とにかく予防薬は飲むからね！」
私「薬は毒を止めちゃうのに〜。私だったら飲まないで毒出しするよ！」

とは言っても、まだまだ夫は冷えとりを信じてはいないので、冷えとり1年目にはいつもの年のように予防のために花粉症の薬を1月から飲んでいました。

それでも、かゆい、つらいと大騒ぎの冷えとり1年目でした。ところが、お湯の中でかいて、靴下を履いてを1年続けた翌年、仕事に忙殺されて予防薬をもらいに耳鼻科に行けなかったのですが、この年は花粉症をあまり感じませんでした。

しかもこの年は、花粉が最大に飛ぶと言われていた年で予防薬を飲んでいなかったために戦々恐々としていたのですが、全く症状が現れなかったのです。

花粉症がないって素晴らしい！

ついに夫も冷えとりで成功体験をしてしまったのです。（私の成功体験は生理痛がなくなったことでした。）

そして、冷えとりってホントかも？と思うように変化したのです。

尿酸値を抑える薬を飲まなくてもよくなった

ずっと悩まされていた頭痛の症状が冷えとりのおかげで軽減したという成功体験があり、冷えとりに対して懐疑的だった夫も、これは？　と思うようになりました。

夫はこのころほぼ薬漬けでした。頭痛が起きてはロキソニンを飲むということは、冷えとりのおかげで少し減ってきましたが、他にも薬を飲み続けなければならない疾患がありました。それは尿酸値の薬です。

健康診断でひっかかり、尿酸値が高いので生涯薬を飲み続けなければならないとかかりつけ医に診断されたのです。

九州出身の夫は、小さい頃から明太子を食べていたためか、遺伝的にも痛風や尿酸値が高い家系でした。夫の父親も尿酸値が高い、痛風持ちでした。

それでも大好きな明太子やビールを止めることができませんでした。尿酸値を下げる薬を飲んでいるのだから、明太子も食べられるし、ビールも飲めると思っていて、食べたり飲んだりを控えることもなく、薬を飲んでいるから大丈夫と思い込んでいたのです。

もちろん、そんなはずもありません。確実に病状は体を蝕んでいきます。

ある日、下腹部がものすごい痛みに襲われることになりました。原因不明の痛みでした。あちこち納得が得られるまで内科を巡りましたが、どれひとつ彼を納得させてくれる答えがありませんでした。

そこで、総合病院でレントゲンを撮ってもらいましたが、どうも尿路結石らしい。お

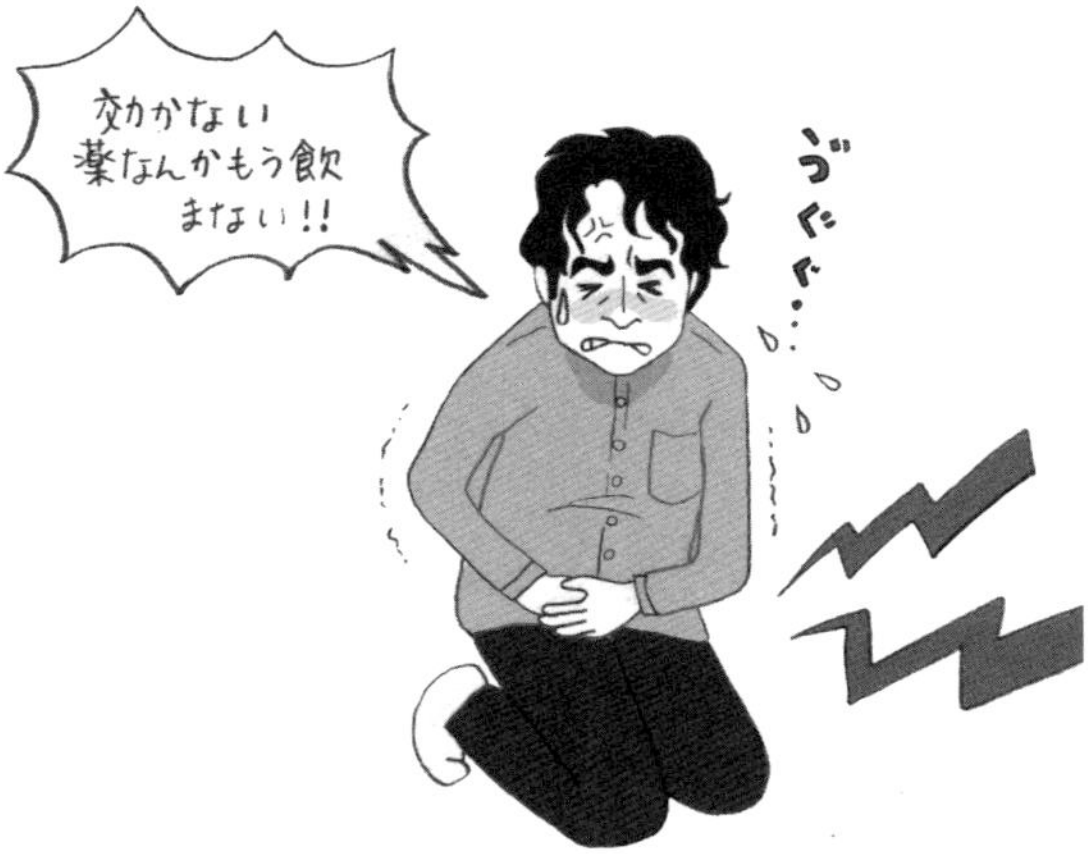

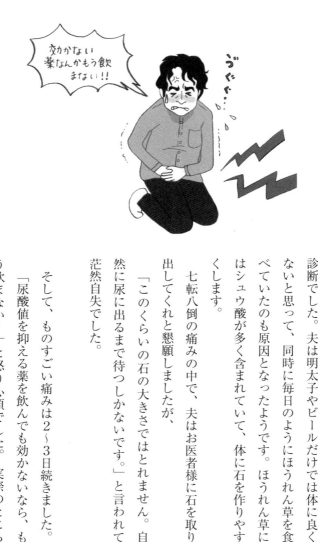

医者様がいうには、白い影がそのように思えるとの診断でした。夫は明太子やビールだけでは体に良くないと思って、同時に毎日のようにほうれん草を食べていたのも原因となったようです。ほうれん草にはシュウ酸が多く含まれていて、体に石を作りやすくします。

七転八倒の痛みの中で、夫はお医者様に石を取り出してくれと懇願しましたが、

「このくらいの石の大きさではとれません。自然に尿に出るまで待つしかないです。」と言われて、茫然自失でした。

そして、ものすごい痛みは2~3日続きました。

「尿酸値を抑える薬を飲んでも効かないなら、もう飲まない!」と怒り心頭でした。実際のところ、

毎日薬を飲むのは本当に面倒だったようです。かかりつけの内科医から尿酸値を下げる薬を一生飲み続けないといけないと言われていて、その指示に従ったのに、こんな痛みを体験するなんてという気持ちになったようです。

それからは、薬を飲まなくなったので、明太子はきっぱりと止め、毎晩の寝る前に飲んでいたビールの量を減らし、薬を止めてしまいました。そのおかげであの悶絶する痛みは2度と起こらなくなりました。その1年後の尿酸値の数値は薬を飲んでいた頃とあまり変わらなかったのです。

それからまたさらに1年後、薬を飲んでいないにも関わらず、薬を飲んでいる時より数値は良くなっていました。その後、あまりお酒を飲みたいと思わなくなり、今では旅行のときくらいしかお酒を飲まなくても大丈夫にまで変化したのです。すると並行して、頭痛も起こらなくなり、薬の量を減らすことに成功できました。あの痛みは「めんげん」だったのかもしれないと私は睨んでいます。

こうして夫は一生飲み続けなければならないと言われていた薬を飲まなくてもよくなったのです。

ピロリ菌がなくなった

↓かかりつけ内科医に「そんなことはあり得ない」と言われる

夫は冷えとり2年目に謎の口内炎で悩まされることになりました。それも穴が開くほどの大きな口内炎が3つも4つも立て続けにできてしまったので急に心配になり、ビタミンCを買ってこいと大騒ぎになりました。

毒出しだからと言っても言うことを聞かず、また薬で解決しようとする夫と、食生活を改善しなければ繰り返すと主張する私と大げんかになりました。

私「薬を飲んでたくさん食べていたら、また同じことを繰り返すんだよ！　毒出しを乗り越えなくちゃ！」

夫「でも食べたいんだもん」

私「じゃあ、痛みや苦しさが起こっても仕方がないよ。我慢しなよ」

夫「薬を飲めばいいじゃん」

私「それっておかしくない？　薬を飲んで、また好き放題食べて、体を壊して、また病院代もかかるって？」
夫「じゃあ、病院に行くなってこと？」
私「心配なら行けば？　もう、うんざりだから、いちいち言わないで」
夫「本当に冷たいね」
私「じゃあ、どう言って欲しいの？　心配、病院に行きなよって言って欲しいの？」

とにかく口内炎の苦しさを気がすむまで私に語る夫に、私は腹が立って仕方がありませんでした。

冷えとりをしっかりして食べ過ぎなければ口内炎はできないのに、なんでそれができないんだろう？

そんな思いもあって、「病院に行った方がいいかな～」と私に背中を押してもらいたい夫の発言を完全スルーしていると、「話も聞いてくれないで冷たい」と大げんかになってしまいました。

私としては、どうして食べることをやめられないのかまったく理解できず、口内炎は食べ過ぎの毒出しだから食べ過ぎをやめない限り治ることはないと思っていたのです。

食べ過ぎをやめない方が悪い！　同情の余地なし！　そんな思いでいっぱいでした。


冷えとり3年目にひょんなことから夫にピロリ菌がいるということがわかりました。「胃がんになる〜。薬で除去しないと！」と騒ぎだしましたが、かかりつけのお医者様からは、まだ除去する数値ではないし、強い薬を使うので数値が高くなるまで様子を見ることを提案されました。

夫は「あの医者はやぶだ。治療もしてくれない」と不満たらたらでした。しかし、この頃から土用の毒出しの期間に入ると、夫は吐き気で目がさめるということが頻繁に起こるようになって、気持ち悪さに悩まされました。

「土用の毒出し」とは、季節の変わり目（立春、立夏、立秋、立冬）の前の18日間に起こる消化器の毒出しのことです。消化器の毒出しでは、胃もたれがあったり、下痢や便秘など、主に消化器の具合が悪くなることがあります。土用に消化器系の体調を崩すことから、「土用の毒出し」というのです。消化器の毒出しは、消化器の内臓だけではなく、食べ過ぎると現れる毒も悪化することがあります。それは、目（かゆみ、充血など）や鼻（鼻が詰まる、鼻水が出るなど）や耳（かゆみ、痛みなど）にも症状が出ることがあります。

今度は、「逆流性胃炎かもしれない」と大騒ぎです。この頃、夫は炭酸を飲んでそのままグーグーと昼寝するというライフスタイルを送っていましたので、原因はそれだと伝えると、「炭酸を飲まないと排便がないから仕方がないんだ」と怒り出す始末です。

あまりに気持ちが悪いので、耐えかねて夫はかかりつけ医に診てもらいに行きました。

検査の結果、

お医者様「あれ〜。おかしいな〜。ピロリ菌がなくなっている。こんなことはないのに」

夫「でも、気持ち悪くて目がさめるんです」

お医者様「じゃあ、エコーでお腹を診てみましょう」

お医者様と看護師さん「本当に食べていないんですか？　どんなものを食べているのか

教えてください」

夫「幕の内弁当とプリンに大福を昨晩食べました。そのあと、パンを食べたかな？　でも菓子パンじゃないから、食べていない方です。」

お医者様「……それは食べているといいます」

夫「でも他の人に比べれば、食べていない方です。会社の人はラーメンにぎょうざにチャーハンを食べた後にケーキにアイスクリームですよ。私は食べていない方だと思います。」

お医者様「……」

看護師さん「いや、凧さん、十分食べていますよ。」

お医者様「胃の中をエコーで見たら、消化しきれてなくてパンパンです。これじゃあ、気持ち悪くなりますよ。」

その後、お医者様からエコーで胃の中を見せてもらい、いかに食べているのかを説明されました。消化できないから気持ちが悪いということを専門家から指摘されて始めて、その意見を受け入れられるようになった夫は、ようやくカロリーが低い＝食べていないということでないことが理解できたようです。

お医者様は「それにしても、ピロリ菌がなくなるなんてことはあり得ないんだけどな〜。おかしいな〜」といつまでも疑問に思っていたようです。


口内炎ができまくり、吐き気に悩まされたのは、もしかしたらピロリ菌の「めんげん」だったのかもしれません。尿酸値の薬を飲まなくてもよくなったということに続いて、ピロリ菌がなくなったことは夫の冷えとりに関する気持ちを信頼への気持ちに変えてくれることになりました。

病院に駆け込み、原因がわからなくても、「めんげん」だと受け入れられるように

最初は疑いながら冷えとりをしていた夫は、めんげんが病気の悪化と感じて不安が募るあまり、めんげんの症状が現れるたびに病院に駆け込んでいました。

これは以前、たびたび起こる頭痛を放置していたら脳腫瘍で聴神経を失うという経験が

あったためでした。もっと早く気がついていれば、聴神経をとらずに済んだのにという後悔から、体に異変が起こるとすぐに病院に行って、原因を探るようになってしまったのは、仕方がないことだと思います。

男性は、原因を知り対処したいという気持ちが強いのです。男性は女性に比べて痛みや不快に弱い生き物ということもあるかもしれません。とにかくいち早く病院に行き、医師の診断から原因を探ると安心できたためにたいしたことでなくても、夫は病院に行っていました。

ところが…。

冷えとりをするようになって、ずっと悩み苦しんでいた脳腫瘍手術後の頭痛もだんだん軽減したり、花粉症の薬を飲まなくてもかゆみがあまり起こらなくなってきたり、尿酸値の薬も必要なくなったり、ピロリ菌がなくなったりという不思議な出来事を体験することで、冷えとりはもしかしたら本物かもしれないと思うようになったのです。

なぜならば、お医者様からは一生飲み続けないといけないと言われた薬を飲まなくてもよくなったということや、強い薬を飲まないと除去することができないというピロリ菌がなくなったなどの奇跡的な出来事をお医者様さえも、わからない、こんなことがあるはずがないという発言を聞いて、夫もこれには心が動かされたようでした。

お医者様でさえもわからないことがあるんだ…。

夫が冷えとりを信じてみようと思い始めたのは、冷えとりを始めて5年目のことでした。たぶん、一人で冷えとりをしていたら、すぐにくじけてしまったことでしょう。夫の近くには楽しく冷えとりをしている私や娘がいたためにここまで続けてこられたのです。

冷えとりはいいからと家族に勧める方も多くいます。ところが、どんなに冷えとりがいいものであったとしても、本人が冷えとりをやりたいと思わなければ反発が起こります。

私たち夫婦も、最初は、冷えとりはとてもいいものだから、ぜひ体の不調に悩む夫にもやってもらいたいという私と、病気は医者が治すものでそんなもので治るわけがないという夫のせめぎ合いでした。

夫が冷えとりをするようになったのは、皮肉にも私が夫に冷えとりを勧めることをあきらめたからだったのです。冷えとりをするようになって、ぐんぐん元気になっていく私を冷えとりを全否定していた夫が観察して、自分からやってみようかと思い始めたからこそ、疑いながらもここまで続けてくることができたのだと思います。

こうして、いくつかのめんげんを乗り越えていくうちに、目が痛くなったり、かゆみが出たりすると、「最近食べ過ぎでしまったから」と冷えの自覚も出てくるようになり、体の不調もめんげんと受け入れられるように変化したのです。

そして、すぐには病院に行かなくなり、我が家の医療費はだいぶかからなくなってきたのです。

バトル余話③

お酒とお菓子はやめられない！ すると、「めんげん」はどんどん力をつけてくる

体調が悪くなるとすぐに病院に行っていた夫が、体調不良が冷えからくるものだということが、冷えがとれてくるにつれて、わかってきました。

そして、その冷えはただ冷たいものを食べたら起こるのではなく、食べ過ぎやアルコールや甘いものでも体が冷えるということも理解できるようになってきました。

ところが、わかっちゃいるけれどやめられない！

それはアルコールと甘いものでした。とくにアルコールが大好きで若いときから浴びるように飲んでいました。痛風や肝臓を悪くし、ビールを飲むことを控えるようには

なりましたが、お酒の種類がビールからハイボールに変わったくらいで量は変わりません。

しかも、お酒を飲んで翌日に頭が痛くなるのがいやだからと、頭が痛くなる前にロキソニンを飲む始末です。アルコールを飲んで、予防に薬を飲むなんて…。これって、胃の中でアルコールと薬が混ざる気がしますよね？

実に体に悪い…。

そして、お酒も1杯だけといいつつも、必ず2杯、3杯になっていくのです。たまのアルコールであればいいのですが、夫の場合はやめられなくなるほどの依存が問題です。体をおかしくしても飲みたいというのは本末転倒なことです。

おまけに、「ウィスキーは頭をクリアにしてくれるんだ！　作家先生は執筆の時に頭をクリアにするためにウィスキーを飲んでいる！」と、自分を肯定してお酒を飲んでいました。

ところが、冷えとり9年目にして、ものすごい吐き気に襲われる「めんげん」を体験してから、すっぱりお酒をやめることができました。

その吐き気のめんげんは、それまで土用の毒出し期間に何度も襲ってきたのですが、どんどんその力を増してきたのです。最初の吐き気のめんげんは、なんだか胃がもたれている程度でした。

次のめんげんは、胃もたれが一週間続きました。その次は、吐き気と下痢が一気に起こる、そのまた次は、吐き気と割れるような頭痛が起こるという状態でした。そして最後に、吐き気とめまいと頭痛で起き上がれなくなりました。

めんげんは大きく力をつけて、夫を襲ってきました。めんげんが起こったのは、1杯だけだからと2杯3杯と飲み続けた翌日だったので、さすがの夫もアルコールがいけないということに気がついたようでした。

そしてついに、「あんなにつらい目に遭うくらいならばもうお酒はやめる。」ということになりました。

最後のめんげんには本当にこたえたようです。めんげんは乗り越えられる者にしか訪れません。そして、めんげんとは、病気は今までの生き方や生活習慣や考え方が間違っていたから、起こるものなのです。

現在は、旅行先での夕食に軽く晩酌するくらいのアルコール量に落ち着いています。

あんなに浴びるように飲んでいた夫のアルコール量からは信じられない量です。そして吐き気も起こらなくなりました。

「アルコールを飲まなくなってから、すこぶる体調がいい」と、まるで生まれ変わったかのような体感を得ています。

あとは、体を冷やす甘いものがやめられたらいいのですが、アルコールをやめた今はそれが唯一の楽しみになっていますので、今の段階では難しいかもしれません。

昼食後に甘いものを食べると、必ずその直後に猛烈に足がかゆくなります。

冷えとりでは食べ過ぎると、足に症状が出たりするのは食べ物をこれ以上とりに行かせなくするためだと言われています。

足の他には、手に怪我をさせたり、口内炎を作って食べれなくしたり、目ヤニをたくさん出して見えなくさせたりという症状もあてはまります。これは、その部分を悪くさせることで食べ物をとりに行かせないようにする内臓からの声なのです。確かに、目が見えなければ食べ物をとりに行けませんし、昔なら怪我をしていたら狩猟に行けないですよね。

いつか、アルコールと同じように甘いものもやめられることを祈っています。きっとまた激しいめんげんに襲われることでしょう。そう、めんげんはどんどん激しさを増してきますから、できればぐっと耐えて一度で乗り越えた方が絶対によいのです。

第5章

冷えとり成功体験したけれど、

「めんげん」が怖い夫vs

「めんげんいらっしゃい」妻の

「めんげん」をクリアして進め！

体が温まると、イライラ、メソメソ、クヨクヨが減少。〝ま、いっか〟と思考転換できるようになった

家族で妻と娘が冷えとりを始めて、どんどん健康になっていく姿を見て、自分も冷えとりをやってみようと思った夫も加わって、ついに冷えとり家族になりました。すると、劇的に変化したことがありました。

それは夫婦喧嘩が減ったことでした。

これまで私たち夫婦は、お互いのアラを見つけては、それを正そうとして、言い合いから怒鳴り合いの激しい夫婦喧嘩を繰り広げてきました。ところが、冷えとりを始めて、体の冷えがとれてくるにつれて、イライラ、カッカ、クヨクヨ、メソメソすることが少なくなってきたのに気がつきました。体の状態がいいと、感情を左右されることが少なくなってきたのです。いや、もう少し正確に言うと、感情が不安定だからこそ、ストレスが溜まって、病気になっていたとも言えると思います。

たとえば、仕事でストレスがたまると甘いものが欲しくなり、お酒やご馳走を食べてストレスを発散しようとします。その結果、食べ過ぎで、胃腸の具合が悪くなり、吐いたり、下痢をしたり、尿酸値が上がったり、血糖値が上がったりと体に異変が起きていることはありませんか。

私たちも体調がすぐれないとイライラしますし、ちょっとしたことでカッとなることも多かったと思います。その不安定な心の状態が安定してきたのは、体の冷えをとったからだと言えます。

なぜならば、お風呂に入っていなくても体が温かいと温泉に浸かっているような状態で、「あ〜！　気持ちいい♡」という状態の中で、嫌なことを長く考え続けることは難しいからです。

とくに私は些細なことでもすぐに正さなければ気が済まない、白黒はっきりしないと嫌な性格だったのですが、「ま、いっか」と思えるようになったのは、大きな変化でした。心の状態が安定しておだやかであると、嫌なことが起こっても、「ま、いっか」と許せるようになるのです。

私は、小さい頃から体が弱く、入院や手術も多い子供でした。心も弱くてネガティブな思考がとても強かったのです。そんな私が心の在り方まで変わることができたのは、体をまず健康にしたからなのです。

心が満たされていないとそれを満たそうとします。それを改善したのはただ一つ。体を温め、血液を巡らせるようにしたことでした。

血液は体の栄養を運び、細胞のいらないものを持ち帰ってくれます。血液の巡る力は温め力が原動になっています。つまり、冷えて冷たいところには血流が届かないのです。

その結果、どんなことが起こるのでしょう。栄養が届かず、ゴミも持ち帰ることができないので、その細胞は冷えに強い細胞に突然変異するしかありません。これが病気です。

冷えとりする前の体の冷たい状態だった私は、心まで冷たく冷えていたのだと思います。まるで雪の女王のように。雪の女王だった私は、「目には目を、歯に歯を」のハンムラピ法典のようにやり返さなければ気が済まず、夫とバトルを繰り広げていたものですが、冷えがとれてきた冷えとり5年目からは、少しずつ「まっ、いっか」の心理でイラつくことも少なくなりました。

そして、夫婦喧嘩が劇的に減り、家庭に平和が訪れたのです。でも、この境地に至る前に本当にいろいろなことがありました。

がんになるからがん保険に入れと強制する夫vs自分だけは絶対にがんにならないと主張する妻

「すぐに結果が出ないし、エビデンスのないものなんて到底信じることができない！　やっぱり病気は医者が治してくれるもの」と夫はいつでも最悪の結果を想定していました。「予防するから結果オーライなんだ」と強く思う夫が冷えとりを疑いながらするから、さらに悲惨な状況へと発展していきました。

どんどん元気になっていく妻と娘を見た夫は自分も冷えとりをやってみようとついに冷えとりの世界にやってきました。ところが、西洋医学によって何度も命を救われた夫は、心の奥底では冷えとりだけで健康になれるはずはないと疑っていました。どこか、冷えとりで病気が良くなるはずはない、という気持ちがあったのです。

冷えとりを信頼していない夫は、痛かったり、かゆかったりする「めんげん」が出ると、病気だ！　と大騒ぎする始末でした。その一方で、私はどんどん冷えとりにはまっていって、冷えとりで絶対治すと強く思うようになり、しだいにささいなことで衝突するようになってきました。

そして、ついに家族の健康管理を巡って争いの火蓋が切って落とされました。バトルが勃発したのは「がん保険」が原因でした。このときは、夫もずいぶん冷えとり歴が進み、7年目の頃でした。基本的に私は自分だけはがんにならないと信じています。ところが、夫は「日本人の2人に一人はがんになる！」と信じていて、がん保険に若い頃から入っていました。あるとき、

夫「がん保険はどこに入っているの？」

私「がんにならないから入っていないよ」

夫「は？　がんになったらどうするの？」

私「ならないから！」

夫「がんになったらお金がどれだけかかると思っているの？」

私「毒出ししているから大丈夫。がんは冷えに適用しようとして突然変異した細胞のせいだから、体を温めていれば細胞も突然変異しないよ。」

夫「何言っているの？　頭がおかしいんじゃないの？　保険に入ったらがんにならないものだと相場が決まっているんだよ。だいたいがん保険に入らないなんて、どうかしてる！　がんになったらどう責任をとるの！」

このときも大きく争いました。おそらく夫は自分が不安で不安で仕方がないのです。これだけやれば大丈夫だという確証を得たいために、予防接種や保険をやりたいというのではないか、ということにだんだん私も気がついてきました。

冷えがとれていない頃の私でしたら、夫は冷えとりのことを何もわかっていない、冷えとりを信じない夫が悪いと思ったかもしれません。でも、私は冷えがかなりとれてきて、心の毒もずいぶん出てきた今では、温かい気持ちで夫を見ることもできるようになってきています。

今回は夫に従って、がん保険に入りました。でも、心の中では自分だけは、決してがんにはならないと思っています。

不幸を想定して、悲しみを回避するネガティブ思考の夫vs冷えとりで心が安定。なんでも受け入れOKの妻

冷えがとれてくると体がどんどん健康になります。すると、体が不健康の時には物事をマイナスに考えがちだった私も、しだいに考え方がお気楽に変化してきました。

がん保険のこともありましたが、夫はつねにネガティブでした。それは、あまりに病気を繰り返したせいかもしれません。夫は希望をもって、それを信じた結果、裏切られることが多く、いやになったせいで、いつも最初から最悪な状態を想定するようになりました。いつの間にかネガティブ思考になっていたのです。そんな夫と冷えとりでお気楽に変化してしまった妻とが衝突しないわけがありません。どんどん明るく変化していく妻に、夫はだんだん、とまどうようになってきました。

病気になっても妻は、

「ありがたい…これで毒が出せる」

「病院に行かずに体を温めて養生しよう」

という強い信念のもと、どんどん健康な体を取り戻し、なんだかとても楽しそうになり、

不平や不満を言わなくなりました。

私がそんなふうに変わると、夫は戸惑いました。そして、ネガティブ攻撃を強めてきたのです。そんなに楽しそうにいても、悪いことが起こるのだから、最初から傷つかないように最悪の事態を考えておいて、起こったら対策を練ることができるし、起こらなかったら幸いなのだといわんばかりでした。

その一つの例として娘の受験があります。それまで無関心だった娘の受験直前に突然心配になり、志望校は望みが高すぎるから受験させないほうがいいと言い出したこともありました。正論ですが、すごく嫌な気分です。

冷えとりをする前の私なら、そのようなコントロールに屈してきました。夫の手口は、ネガティブ発言で落ち込ませ、それで反抗すると、「責任がとれるのか」と脅し、自分の思うようにコントロールするのが常でした。

ずっとそれが家族のスタイルだったので、冷えているときは何も疑問に思わなかったのですが、冷えがとれてくるにつれてそのネガティブさにとても違和感を持つようになりました。

落ちると言われた娘は受験直前に意気消沈です。

私は「落ちるかもしれないけれど、受かるかもしれない。受けたいのだから受けてもいいよ」と娘に言いました。

「落ちるのに無駄だ。だったら確実に受かるところを受験させたほうがいい」と執拗に夫から言われましたが、そう思うかもしれないけれど本人に悔いがないようにやらせたいと伝えると、「じゃあ、落ちたら責任とるのね！」と切り返してきました。

たぶん、それまでの私ならその言葉に責任がとれないと不安になって、屈してしまったかもしれません。このころにはだいぶ冷えがとれてきて、私もなんとなく確信めいたものを持っていて大丈夫だと思っていたので、「わかった、責任をとる」と答えて娘の希望通り受験させました。


そのとき私は感じました。夫は、本当は合格できずにつらく悲しい思いを娘にさせたくない（あるいは私にさせたくない）ために、最初にとてもネガティブなことを言って、チャレンジすることをあきらめさせようとしているのだと。

娘の受験へのアプローチは違っても、娘の幸せを願う気持ちは同じなのだと感じました。結果的に娘は第一志望はかないませんでしたが、落ち込むこともなく、チャレンジできたことが良かったと思っています。「あのとき、ママが反論してくれて本当にうれしかったし、あの学校を受験できなかったら、後悔していた。だめでも次の受験でがんばろうと今勉強が楽しくなっている」

このことをきっかけに、比較的冷えがとれてきた私と娘に、夫がどんなにネガティブなことを言っても、私と娘は連合軍になって、「だから…？」「そうなんだ…？」「でもこうするよ」と言えるように変化し、家族は全体的にポジティブな思考に変化したように思います。

冷えがとれてきて、心身ともに強くなり、脅されても自分の核のようなものは簡単には揺らがなくなるように変化しました。

ライフスタイルが一変！　病気を毒出しと喜ぶ。カルシウム豊富の牛乳を飲まなくても、子供の身長はぐんぐん伸びた！

冷えとりを始めると変わるのがライフスタイルです。常識的と信じていたことをすべてやめてみるなどの変化がありました。

【衣】

衣服は靴下の重ね履きをするようになり、ストッキングは履かなくなりました。靴下の重ね履きは2枚から始め、最初は暑くて脱ぎ捨てていましたが、冷えが取れてくるにつれて靴下の枚数が増えてきました。冷えがとれると靴下をたくさん履かなくてもよくなるのでは…と思いましたが、暑いと感じるのは、実は冷えを感じないせいです。人間は上半身に活動する臓器があり、血液が集まりやすく、下半身が冷えます。頭と足先では体温も違います。暑いのは、血液が頭の方に上っているからなのです。冷えがとれてくると今まで感じなかった足元の冷えを感じるようになり、さらに靴下の枚数が増えるのです。靴下の枚数を減らすと、冷えて体調を崩すので、靴下の重ね履きをやめることができなくなりま

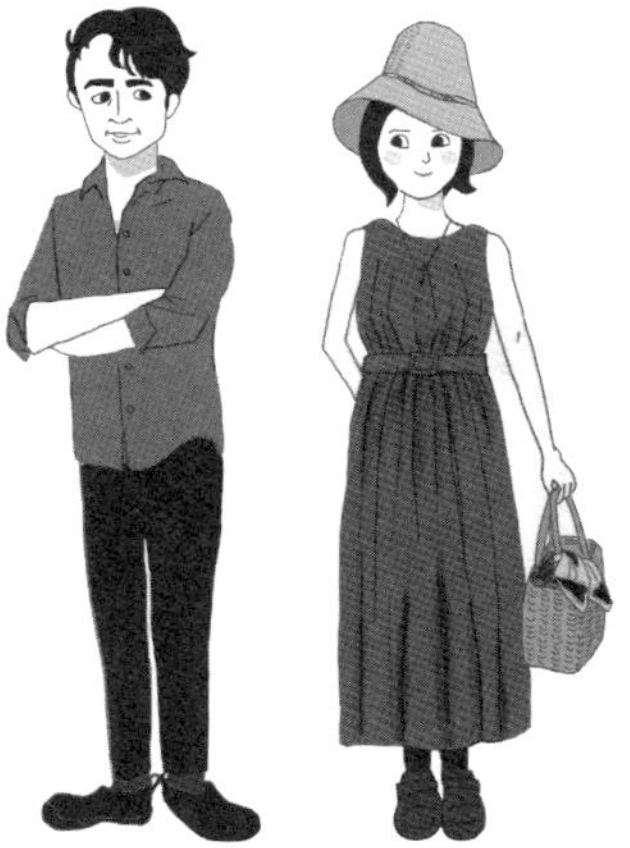

夫婦そろって衣服はすべて天然素材。着心地重視で無理なおしゃれを卒業。

す。あまりに靴下の枚数が多いと靴が履けなくなり、外出の時は靴下を脱いで出かけたこともありましたが、寒さに耐えかねて、靴を大きいサイズのものに買い換えました。

この靴下はお風呂に入る時以外は履きっぱなしです。最初は、寝ている時に靴下を履いていると締め付けるのではないかと嫌がった夫ですが、ゴムのないものを重ねているので大丈夫だということと、冷えがとれてきてやはり靴下を履いたままでなければ気持ち悪くなりました。

夏でも靴下の重ね履きをするので、サンダルは全く履かなくなりました。夫も先のとんがった革靴はきつくて深いということで幅広の革靴に買い換えました。

衣服は化学繊維のものを着るとすぐにかぶれる

（皮膚からの毒出し）ようになり、すべて天然素材（絹、ウール、コットン、リネン）のものを身に着けるようになりました。

夫婦そろって見栄っ張りでおしゃれにみられたい欲が強かったのですが、今では着心地や快適を求めるおしゃれをするようになりました。無理なおしゃれを卒業しましたし、流行に惑わされなくなりました。

私→空気をふわっとまとうワンピースやマキシスカート、幅広パンツ
夫→スティーブ・ジョブズのように決まった服を着ると決めて素材とデザインの違う黒服を着用

【食】

夫は食べることや飲むことが大好きで、たくさん食べることがよいことだと信じていました。私が痩せているのは食べないからだと肉や魚を食べさせようとしましたが、食べれば食べるほど私の体調は悪くなっていきました。

冷えとりを始めて、食べ過ぎはよくないということを知り、食べ過ぎをやめてみたら

私の体調はみるみる回復していきました。筋肉をつけたいからトリのささみを食べるというような食べ方ではなく、冷えとりでは体の中で足りないものを作りだすことができると知りました。たとえば、娘は牛乳アレルギーがあり、飲めませんでした。一般的にはカルシウム摂取のために牛乳を飲むようにと言われていますが、空腹時に海藻を食べると胃酸と結びついてカルシウムになるとあり（『新版万病を治す冷えとり健康法』進藤義晴著P148）、積極的に娘に海藻を食べさせたおかげで小学6年時には、身長は155㎝に成長しました。（牛乳は給食でも飲んでいませんでした）。

成長によいからとたくさん食べさせていた食事の量を粗食に変えたおかげで、あんなに苦しんだ喘息もなくなりました。

我が家では、ごちそうよりも粗食が喜ばれるようになりました。また、体を冷やすのがいやで夏でもキンキンに冷えた飲み物は飲まなくなり、飲み物はいつも常温で飲むようになりました。（実は氷は冷やす性質のものではありませんが、体温が下がってしまうので、体温を上げるのにまたエネルギーを使うことを考えれば飲まないほうがいいと考えて、氷入りのものは飲まないようにしています。）

肉や魚は、自分が子供の頃のように週に1度あればいいような献立にしているためか、食費もそんなにかからず、食事を無駄にすることもなくなりました。毎日のように肉や魚を食べていたときは、よく病気をしていましたが、粗食に変えてからほぼ病気をしなくなりました。

【住】

住スタイルで一番変化があったのは、頭寒足熱になったことです。足元をいつでも温めているために、暑さ寒さに強くなり、エアコンをあまり使わなくなりました。その代わり、頭寒足熱のために春夏秋冬、湯たんぽをいつでも利用し、半身浴を強化する生活になりました。

他の人が寒い、暑いと言っていても、自分たちはそれほどの寒さや暑さを感じることもなくなりました。

日常生活でも、風を家の中に入れます。冬でも扇風機を使用し、上に昇った温かい空気を下にかきまぜて頭寒足熱を実行しています。エアコンをほぼ使用しなくなったので、電気代も本当にかからなくなりました。

冷えとりをすると、無駄に食べないし、環境を破壊しなくなり、自然と調和できるようになりました。加えて、家事をすると運動となって体が温まるので、あえてスポーツクラブに行かなくなりましたが、積極的にスポーツをしていた以前よりも健康なプロポーションを保てています。太らず、家もきれいになり、整理整頓されているので無駄も少なくなりました。家族からも感謝されています。無駄をしなくなり、自然に貯金もたまりました。

病気になっても、薬やお医者様に頼らない。自然治癒力を信じ、健康コントロールができるように

冷えとりを始める前の私たち夫婦は、常に病気と共存していました。私は、幼い頃に斜視の手術を2回、蓄膿の手術を2回、外来を含めると数え切れない手術をしてきて学校も病気で休むことも多かったです。夫も、幼い頃に歯の手術を2回、結婚してからは痔の手

術、脳腫瘍の聴神経をとるという手術をしています。2人とも病院と手術とはなかなか縁が切れない生活でした。医療費も常に毎年10万円超えだったのです。そんな私たちは、多くの人が嫌う病院が大好きでした。病院に行くと、治療してくれる先生がいて、安心だったのです。病院の消毒液の匂いや、白衣を着た看護師さんやお医者様は、神様のような存在でした。

ところが、私が冷えとりを始め、あんなに長く苦しんだ生理痛ともお別れする成功体験を得ました。

もしかしたら、冷えとりは本当かもしれない?! そう確信しました。だって、お医者様ですら、治すことができなかったあの激しい生理痛が完全になくなってしまったのですから! 生理が来るたびに、毎回20錠も鎮痛剤を飲まないと日常生活を送れなかった私が、今では、生理がきたことも気がつかないのです。（娘は幼児の頃から冷えとりをしているおかげで、生理痛とは無縁です。）

そう思うと、今度は、毎年のように苦しんでいた咳の発作のひどい風邪をなんとか冷えとりで改善できないだろうかと思うようになりました。

そして、ついにその時がやってきました。

喉がイガイガすることがあり、毎年の咳の発作の前兆が訪れた時に、半身浴で改善してみようと、いつもの半身浴の時間の倍（2時間）お風呂に入ってみたところ、1時間半を過ごした頃から、猛烈にたんが出始めました。たんをぺっぺっと吐き出しながら、半身浴を続けると、なんだか喉のイガイガは少し楽になったような気がしました。それを7日続けたところ、半身浴3日目に回復するときと同じ感覚が訪れました。この半身浴で完全に回復するには、1週間の時間がかかることがわかりました。（半身浴時間をもっと長くするとさらに期間は短縮されるかもしれません。）これは、抗生物質を飲んでも、だいたい3日しないと治らないから同じことになると思います。

これで病気になっても、半身浴で治すことができる！

そう確信した私は、2011年にインフルエンザにかかったときも、半身浴実験をしてみたかったのですが、夫の強い反対に遭いできませんでした。

夫「高熱で頭が変になって、障害が残ったら、どうするの？」
私「半身浴で治るから大丈夫だよ〜」
夫「インフルは本当に怖いんだから、病院に行かないとダメだよ！」

この時は残念ながら、夫の強い反対に遭い、半身浴実験を試すことができなかったのですが、この時以来、咳の風邪もインフルエンザにもかからなくなって今に至ります。（家族でインフルエンザにかかった人の看病をしていてもうつりません。それまでは、娘からうつされて1年間風邪のひきっぱなしだったのです。）小さな風邪をひきそうと思ったときに、食べることをやめ、半身浴時間を長くとるということで乗り越える技を身につけることができました。

お医者様や薬に頼らなくても、冷えとりで自分の免疫力を高め、自分の力を信じることができるように変化したのです。

そして、最近ではあんなに病院に行かないと気が済まなかった夫も、風邪をひきそうだというときには、半身浴の時間を長めにとる、食べるのをやめるということを試してみました。すると、完全回復までは時間がかかりますが、やはり薬をつかわずに治すことができるようになりました。

体を温めると免疫力が高まるというのは本当でした。

もし、次にインフルエンザにかかったら、半身浴で回復してみたいと目論んでいます。最近では夫も体調が悪くなると、毒出しだからとか、病院に行かずに治してみようと思えるようになりました。

顔色でどこの臓器が悪いのかがわかり、その臓器の特質を刺激せずに対応できるようになるので、人間関係のストレスを軽減できる

冷えとりを始めてから、五感がとても発達するようになりました。たとえば、天気予報で雨が降ると言われていても、外の空気の匂いを嗅ぐと、雨は降らないということが直観的にわかり、雨の降らない時間帯になぜか行動できるようになりました。健康にいいと

テレビで言われている食べ物も、実は販売する目的で宣伝されているということがわかり、違和感を感じて積極的には購入しなくなりました。自分の味覚、視覚、聴覚、嗅覚、触覚を信じることができるようになってきたからです。

特に危険を察知できるようになったことの一つに、人から受ける害がありました。冷えとり健康法では、臓器と感情が深く結びついています。たとえば、肝臓が悪い人は怒りっぽく、ヒステリックな人は肝臓が悪くなります。そして、肝臓に症状が出る場合は顔色に青い色が出るのです。

顔色に青グマがある人は肝臓の具合が悪かったりするので、怒りを溜めているのだというふうに観察すると、なるほどと思うこともたくさんありました。

私の仕事の上司はよくヒステリーを起こしました。ちょっとしたことで、すぐにキレる性格で顔色を観察すると、やはり目の下に青グマがありました。青は肝臓の疾患を表す色です。肝臓が悪い人は怒りっぽく、よくヒステリーを起こしますし、目に疾患が強く出ます。その上司はいつもつまらないことに腹をたてて、キーキー怒って、相手をコテンパンにしなければ気が済まない性格でした。その人にうつ状態にされた人も何人かいました。

そして、ド近眼メガネをかけて、緑内障に悩んでいました。

このことがわかると、この上司に怒られても、「あ〜、肝臓が悪いから怒りっぽいんだな〜」と受け流すことができるので、めちゃくちゃにやられてもダメージが少なくて済むのです。体が不健康なのねと同情できるから、一歩離れて俯瞰できるようになります。

そして、その臓器の特質がわかるので刺激もしないように注意することもできるようになります。肝臓の悪い上司は肝臓＝怒りがセットなので、怒らせないように心がければ怒りの火の粉はふりかかってきませんでした。もし万が一怒らせた場合でも、臓器の親子関係を知っていれば、肝臓の子に当たる心臓の冷酷という特質を使って、冷たく対応すると丸く収まることができました。そういう意味では臓器はそれぞれの感情と結びついています。たとえば、肝臓が悪い人は怒りっぽいし、怒りっぽい人は肝臓が悪い。そして臓器には親子関係もあり、心臓の親にあたるのが肝臓なのです。親は子の面倒を見るものなのだというのを冷えとりで学んだので、肝臓が悪いと思われる上司にあえて心臓の特質の冷たさを使って接したというわけです。冷えとりをするようになって得た知識は、人間関係にとても役に立ちました。

それから、トラブルに巻き込まれそうになったときも、普通の人ならば気がつかない、ささいな違和感も見逃さなくなるので騙されることもなくなります。騙されないのは、冷えとりをすることで我欲がなくなり、欲を周りに寄せ付けなくなるからです。

実際に自分の周りで金銭の絡む詐欺まがいなことが起きていましたが、なぜか私をスルーしていったり、同じ情報を得ても小さな違和感から誘いに乗らなかったりして、助かったことがありました。

もちろん、ここに至るまでたくさんの「めんげん」を乗り越えて、鍛錬してきた結果、この境地になったと言えます。めんげんをクリアして進むと、このような冷えとりの不思議を知ることもあるのです。

本当に欲しいものは物やお金ではなく、人からの感謝だったと気がつき、行動できるようになる

冷えがとれてくると、欲がなくなってきます。

冷えとりをする前の私は、毎年海外旅行に行きたい、おいしい料理を素敵なレストラン

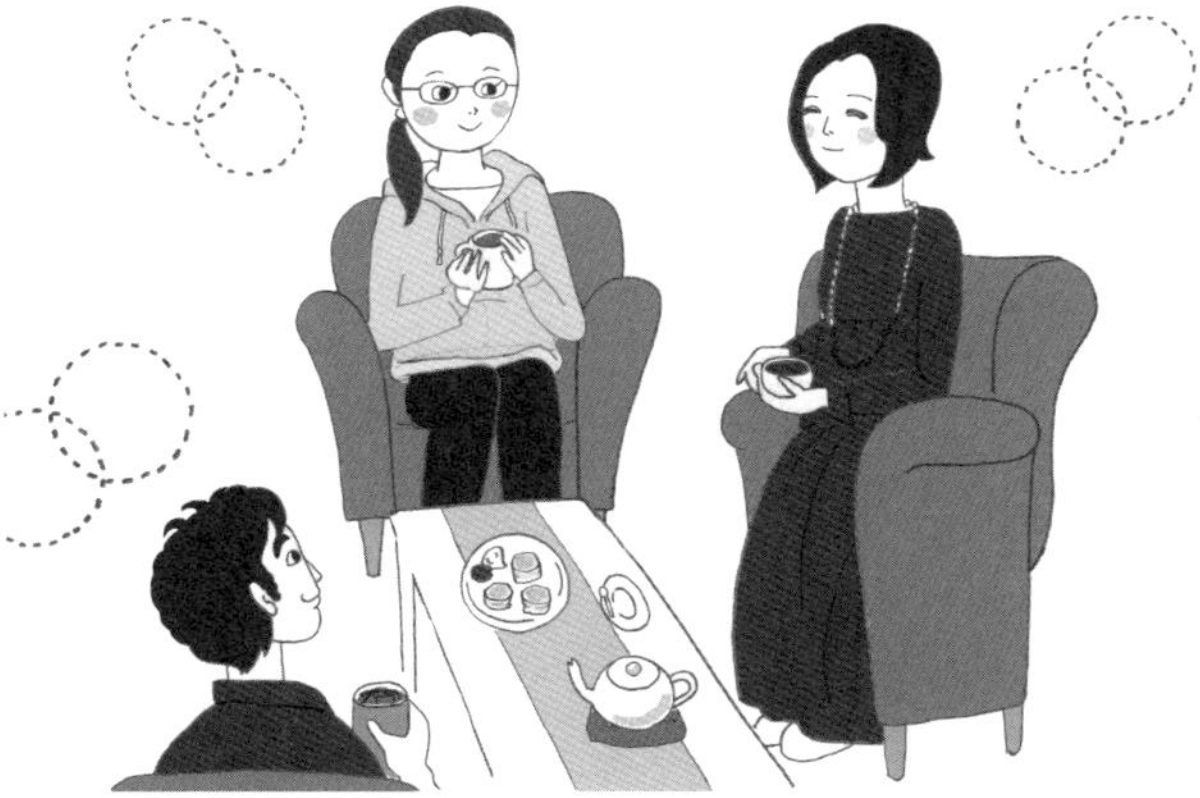

で食べたい、名声を得たい、ジュエリーが欲しいなどいろいろな欲がありました。夫は、大きな家に住みたい、車が何台も欲しい、お金持ちになりたいという欲がありました。夫婦そろって、物欲にとても冒されていました。

その背景にはストレスフルな仕事があったからなのです。自分の心を損ね、人を出し抜いてまでもしなければならない仕事のストレスのために、心の状態をおざなりにしていました。その反動がものを買ってストレスを発散するという形で現れていたのかもしれません。おそらく、冒されたストレスを欲しくもないものを購入することで心の均衡を保っていたのかもしれません。

でも、物を買っても根本を改善していないのでストレスはなくなりません。そのため、買い物欲で満たそうと次から次へと物を買うことでストレスを発散していたのが冷えとりをする前だったのです。

そんな私達夫婦が冷えとりを始めてからというもの、着る服もふわっとしてゆるく心地よいもの、食べるものもご馳走よりも粗食を好むようになり、だんだん心身ともに健康になっていきました。すると、あるときわかったのです。

本当に欲しいものは、服や宝石や車や海外旅行ではなかったということが！

そうなっていった背景に、これだけがんばっているんだから、自分にお金を使ってもいいという気持ちが強くありました。ところが、冷えとりをするようになってからというもの、自分の体に真摯に向き合い、ケアするようになり、そんなストレスを溜めることがなくなってきたのです。

そして、本当に欲しいものが何かということがわかりました。

私は冷えとりの素晴らしさを広めて、幸せな人を増やしていきたい！

夫は人から感謝される仕事をやりたい！

そんなふうに思うようになりました。これこそが私たちの本当に欲しいものだったのです。本当に欲しかったものは、物やお金ではなく人からの感謝だったということがわかった私たちは、こんな行動を起こしました。

私は冷えとりコーディネーターになって、体や心の冷えに悩む人に自分の経験を伝えて、たくさんハッピーな人を増やしたい！　と、まずはブログを開設。（https://rescue-joshies.com/）それから、冷えとりのことを気軽にお話しできる会を開催しました。

夫は、コーチングを勉強して、心の冷えをとるコーチになり、悩める女性にアドバイスしました。もともとたくさんの人に会って話を聞くという仕事をしていた夫には、いろいろな知識もあり、それを困っている女性にアドバイスすることができたのです。

こんなふうに人から感謝されることこそが私たちのやりたかったこととわかって行動できるようになったのも、冷えとりで心身ともに冷えがとれたおかげだからだと言えるでしょう。

体の冷えをとっていくと、人と争うこともなく、調和して、自分の得たいものを得ることができることを知りました。

「食べたい！」「飲みたい！」の欲が減り、食費が激減！空腹で眠れなかったらどうしようという不安もなくなる

冷えがとれてくるにつれて、お腹が減っていなければ無理して食べないようになり、食事の時間に食べなければならないということをやめました

「朝ごはんをきちんと食べなければいけない」、「昼を抜いたら力が出ない」、「忙しくてごはんを食べる時間がなくてかわいそう」など、食事の時間に3食きっちり食べないといけないものだと教えられてきました。

ところが、私の場合は、朝を食べるのがとてもつらいのに朝ごはん抜きはNGという思い込みのために無理して食べてきましたし、昼にお腹がいっぱいになってしまうと眠くて、仕事効率が落ちました。

冷えとりでは食べ過ぎはよくないとされているので、本当にお腹がすいているときに食べるようにしたら、今まで体調が悪かったところも改善されました。人にもよると思

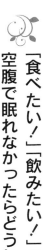

いますが、どうやら私の場合は食べ過ぎで臓器に負担をかけていたのです。食べないことの方がいいなんて、本当に目からうろこでした。食べなくなってから、少し太れるようになり、お腹を壊すこともなくなりました。

・肉や魚を食べなければ大きくなれない!?

食べ物の思い込みでは、肉や魚を食べないと成長できないということもありました。とくに娘は牛乳を飲まないと大きくなれないし、カルシウムもとれないと保育園、小学校の給食で言われてきました。

ところが、人間の体をいうものはとても不思議にできていて、ないものを自分の体の中で作ることができると知ったのも冷えとりでした。牛乳は本来ならば、母牛が子牛に飲ませるものですが、現代では、価格安定のためにそれを年中出るように操作されている飲み物になっています。それを知り、アレルギーやアトピーのある娘に飲ませたくなかったので、公的機関である学校の給食では拒否していました。どうしても、そんな牛乳を毎日アトピーのある子供に飲ませるのがいやだったからです。牛乳を飲ませないと背が伸びないと、保育園の時にも散々言われてきましたが、カルシウムは牛乳からでなくても、別の方法で昔から日本人はとってきました。そんな知恵も冷えとりで知ることができました。

牛乳は積極的にはとりませんでしたが、牛乳を使った料理を出されたりしたら、たまには、ありがたくいただいています。娘は牛乳を保育園、小学校給食の時には飲みませんでしたが、現在158㎝に成長して、女子の中では大きなグループにいますので、牛乳を飲ませなくても背が伸びることは実証されました。

・アルコールや甘いものの嗜好品中毒とサヨナラできた

ストレスがたまるとお酒を飲んだり、甘いものを食べていました。冷えとりをするようになり、嗜好品は体を冷やすと知り、できるだけ取らないようにしたいと思っていたのですが、お酒も甘いものも好きでなかなかやめられませんでした。飲み過ぎや食べ過ぎては後悔し、繰り返すということをしながら、冷えとり歴を重ねていきました。すると、「めんげん」がヴァージョンアップして起こり、本当に苦しくてもうやめようと決意できるようになりました。もちろん、そうなるまでには、めんげんは形と力を変えて、何回も襲ってきました。そして、二度とそのめんげんに遭いたくないと思って、初めて嗜好品をやめることができました。それまでは、毎日お酒を飲まないと無理と思っていたのに、今では飲まない方が気持ちがいいと思えるように変化しました。毎日食べなければ気が済まなかった甘いものも、たまに食べることで満足できるようになりました。こんなふうに食生活も、冷えがとれてくるにつれてどんどん変わります。

・痩せ過ぎ太り過ぎを気にしない

そして冷えとりをするようになっての変化に、痩せ過ぎ太り過ぎを気にしなくなったこともあります。今まではカロリーが高いと太るからと食べるのを我慢していました。ところが、冷えがとれてくると太っている人は痩せて、痩せ過ぎている人は太り、本来の体重になることができて、健康な日々を送ることができます。

「心の冷え」もとれてくるので見栄もなくなり、痩せてきれいと言われたいという気持ちよりも、日々健康に楽しく暮らしたいと思うようになり、体重のことも気にならなくなります。

こんなふうに、食べたい！　痩せたい！　という欲もなくなってきて、朝ごはんを食べなければいけない、お腹が減ると眠れないという固定概念もなくなり、常に自分の体にとってベストな状態がわかるようになった結果、食べ物も無駄にしなくなり、食費も劇的に軽減しました。

家族で「めんげん」を乗り越えた先に本当のハッピーライフが待っていた！

最初は健康になりたい！　その一心で始めた冷えとりでした。「病気を治したい、そう思って始めたのに、なぜこんなに症状がひどくなるのだろう？」何度もそう思う「めんげん」に遭遇しました。おまけに離婚寸前までの夫とのバトル…。もうダメだと思ったこともありました。

ところが、めんげんを乗り越えていくごとに強くなっている自分に気がつきました。どうやら、体の冷えがとれてくるにつれて、「心の冷え」もとれてきたのです。

冷えとり前の私は、自分が正義でした。

自分の定規に合わないものはすべて切り捨ててきたのです。厳しさは厳しさをもたらします。人を正そうとすると、人からも厳しく正されるのです。だから、私には数々の厳しい状況が訪れたのだと今ならわかるのです。

そして、衣食住を大切にしていませんでした。

今は、自分に足りるものだけで暮らすことができるように変わりました。欲がなくなったからでしょうか？　欲によって起こるトラブルに巻き込まれないようになりました。それは、冷えとりをするようになり、自分の頭できちんと考えられるようになったからなのです。

環境や周りの人間関係と調和し、起こることをすべて受け入れられるように変わりました。その結果、

危険を察知できるようになったり…

やりたいこと、欲しいものが自然と手に入るようになったり…

神頼みしなくてもとても運が良くなったり…

こうして、冷えとりコーディネーターとして冷えとりを広めることができるようになりました。結果、とてもハッピーになったのです！

・「めんげん」を乗り越えて変化があったこと

守られる！　危険を事前に察知できる（地震、天気、詐欺、人間関係）

若返り（化粧しなくても肌がツヤツヤ、白髪が少なくなる）

医療費がかからない（自分の力で治すことができるようになる）

グレーゾーンにいられる（人をジャッジしなくなり、ジャッジされなくなる）

環境が１８０度変わる（引っ越し、学校、仕事、人間関係、家族関係）

自分を好きになり、大切にできる。

感謝で安心できる（神頼み、占いに依存しなくなる）

おだやかな人に囲まれるようになる。

サービスやセレブのような扱いを受けることが増える。

本当に欲しいものがわかり、実現している。

バトル余話④
3度の交通事故、軽傷で済んだのは冷えとりのおかげ

実は私たち家族は交通事故に3回も遭遇しています。冷えとりをするようになってから、交通事故とはほとんど無縁の生活になりましたが、今、振り返ると本当に美食家で普段の生活でも王様の食事のようなフルコースばかり食べていたときに、交通事故にあっていたように思います。そんな私たち家族の冷えとり前と冷えとり中の交通事故について、考察してみたいと思います。

・冷えとりしていなかったときに遭った事故

暴飲暴食と美食の毎日でした

《1回目》

大金を郵便局で降ろして帰宅途中に車でつけられて、追い抜きざまにひったくりにバッグごとひきずられました。バッグを離さなかったので、車に10メートルひきずられ、犯人は逃亡。お金が入ったバッグは無事でしたが、全治3ヶ月のひどい裂傷を負いました。

この頃は、ワインとお酒が大好きでほぼ外食の毎日で、蓄膿の症状に悩まされて、耳鼻科でよく鼻茸の手術をしてポリープをとってもらっていました。夫も私も食べることこそが健康に良いという思考でした。

《2回目》

家族で交差点で信号待ちをしているところに、高校生がバランスを崩した自転車で突っ込んできました。娘を守るために身を呈した私が自転車でひかれ、尾てい骨を骨折。高校生は逃亡しようとしましたが、たまたま通りかかった警察につかまりました。頬骨も地面で打って腫れ上がり、顔も変形しました。このときも全治3ヶ月で痔の患者用のドーナツ座布団とともに生活しました。

この事故は、冷えとりを始める1年前の事故でした。娘を産んで、毎食後にお菓子を食べることだけが楽しみで、お菓子をやめられなかった時代でした。娘に見つからないように隠れて、チョコレートを盗み食いし、食後に必ずフルーツを食べていたので、体は冷え切っていたと思います。この頃は咳の発作に悩まされ、薬がだんだん効かなくなって、薬のレベルを上げてしのいで、ついに薬が効かなくなりました。

冷えとりでは、食べ過ぎをやめないと事故や怪我を負わせる事態が起こるということをこの時点ではまだ知りませんでした。

・冷えとりをしていた時に遭った事故

《3回目》

追突事故。走行中の車にぶつかったバイクが、停車中の私たち夫婦の車に追突。バイクのドライバーは脳挫傷でしたが、奇跡的に私たちは軽傷で済みました。車は全壊し、処分となりましたが、乗っていた私たち夫婦はほぼ無傷に近い軽傷でした。冷えがとれているると、事故が軽く済むということを知っていましたが、あんなにひどい事故にあったのに奇跡的といわれる出来事を自分たちが実際に体験して驚きました。

怪我や事故は食べ過ぎていることへの警告として起こります。このときの私たち夫婦の食生活は、毎食美食で食後のスィーツもかかさなかったのですが、冷えとりをきちんとやっていたので軽傷で済んだと言えるでしょう。

こんなふうに食べ過ぎていると、体がこれ以上食べ物を取りにいかせないようにあえて怪我をさせたりすることがある、ということを体感しました。3回目の事故以来、交通事故には遭わなくなりました。

第5章 冷えとり成功体験したけれど、「めんげん」が怖い夫vs「めんげんいらっしゃい」妻の「めんげん」をクリアして進め！

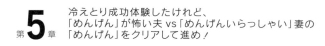

おわりに

「めんげん」を乗り越えると、穏やかでやさしく楽しい人生が待っている

最後までお読みいただきありがとうございました。

小さい頃から体が弱く、病気をしがちで入院と手術を繰り返していました。人一倍健康に対して憧れもあり、いろいろな健康法を試していましたが、どれひとつ体を改善するものには出会えませんでした。30代後半にようやく子供を授かり、冷えのため切迫早産しそうになり、寝たきり生活を余儀なくされます。この時、助産師さんに「冷たい！」と指摘され、冷えを知ることとなりますが、冷えとり健康法と出会ったのは、娘が生後8ヶ月でアトピーと診断されて、治療法を求めてドクターショッピングの果てでした。赤ちゃんに試す前にまず自分が冷えとりを試したところ、あんなに苦しんだいろいろな症状がみるみる改善していきました。体が健康になると、心も健やかになり、どんどんいいことも起こり始めてきました。

医者でもない私が冷えとりの体験だけで冷えとりコーディネーターと名乗っていいのだろうか？　そう思っていたので、「冷えとりコーディネーターの風茜です」と名乗ることにとても勇気がいりました。でも、医者の立場でもなく、一人の冷えとり体験者として経験してきた「めんげん」の日々を伝えることで冷えとりを始めた人に役に立つものを作りたい！　そんな思いで冷えとりコーディネーターの仕事を始めました。

冷えとりをしていると必ず出遭うのがめんげんです。

「せっかく健康になろうと思って、冷えとりを始めたのになんで病気になってしまうの？」

私もめんげんのたびにそんなふうに思いました。自分がめんげん中の時にネットでいろいろ検索したり、進藤義晴先生の本を読んだり、冷えとりお話し会や勉強会で冷えとり先輩方の体験を勉強してきました。私の家族は全員体が弱く、現代医療がなかったら間違いなく生きてはいけない人たちでした。冷えとりをすることで 頭痛がなくなったり、花粉症がなくなったり 虫歯がなくなったり、アトピーが良くなったり、小さな奇跡をたくさん体験してきました。そんなことを冷えとりのめんげんでお悩みの方に本を通してお伝えしたい！　この本は、めんげんでつらいときの心の支えになることを願っています。

私の夢は争いもなく、穏やかで調和する人を増やしたいということです。冷えとりは究極の世直しです。冷えとりをしていれば、誰もが強く持っている我欲がなくなっていきます。我欲がなくなれば、お腹が空いていなくても口が寂しいから食べたいという気持ちも、無駄に食べることもなくなり、食料も無駄にすることがなくなってきます。そして、食料が足りていないことで、奪ってまでも欲のために食べることがなくなります。その分、食料が足りないところに食べ物を回すこともできますよね！

冷えがとれてくると、お腹が減る＝不安は冷えがとれることでなくなってくるために、お腹が減っても安心安全と思えるように変化します。病気に苦しむこともなくなってきますので、病院にも行かなくなり、心身ともに健康になります。健康であると幸せで穏やかに暮らすことができますので、いいことだけが起こるようになります。

私の喜びは、冷えのないたくさんの幸せな人を増やして、平和で穏やかな世界を作ることです。その世界を実現するために冷えとりをする人を増やしていくのが私の夢です。

おわりに　「めんげん」を乗り越えると、穏やかでやさしく楽しい人生が待っている

この本では私たち家族の体験してきた冷えとりで起こった日常のことを包み隠さずお伝えしています。冷えとりに猛進する妻と疑い深い夫がバトルを繰り返しながらも、手に入れた冷えとりライフはまだまだ続いていきます。西洋医学と冷えとりとの間でバトルを繰り返していた私たち夫婦は、自然治癒力を信じられるようになり、不安なときも薬や医師に依存しなくなりました。病気を悪いものだと捉えずに、ラッキーだと思えるくらい、家族の人生観が180度変わったのです。

冷えとりは楽なことばかりではありませんが、実践していけば、必ずどんどんいいことが起こり始めるはずです。きっと、「めんげん」を乗り越えるとおだやかでやさしく楽しい人生が待っています。

これからも楽しく冷えとりを続けていきたいと思っています。

最後に、この本を出版してくださるにあたって、多くの方に助けていただきましたことに感謝いたします。

風茜

冷えとりする時、体にいい食べ物

お茶

緑茶↓体を冷やすけれど、体の毒を出す
麦茶↓1年を通じていつでもよい、ノンカフェインなので子供にもよい
紅茶↓体を温める
中国茶↓黒茶は体を温める、ウーロン茶もよい
ルイボスティ↓体を温める、アレルギー、アトピーに効果がある、ノンカフェイン

食品

にんにく↓体を温める
シナモン↓体を温める、アンチエイジング＊カシアのとりすぎは注意
あんこ↓豆は腎臓によい食べ物だが、白砂糖は体を冷やすので、食べ過ぎに注意
切り干し大根↓干したものは体を温める
玄米↓栄養満点。よく噛めば満足感もあり、それだけオーケーな食べ物
梅干し↓毒を消す
つけもの↓発酵食品は大腸を整える。酢も発酵食品なので体を温める

毒出しにいい

シルクパウダー↓シルクを内臓にまとうために食べる

緑茶↓体を冷やすけれど、体の毒を出す

体を冷やす食品を変えてくれる

醤油↓生野菜や果物にかけると体を冷やさない食品に変わる
天日↓温める性質に変わる

冷えとり面白知識

氷↓水を凍らせた氷は冷たいものだが、水は冷やす性質がないので体を冷やさない。
　ただ冷たいものをとると体温が下がるので、それを上げるのには時間がかかる
　ことを覚えておこう
ホットミルク↓温めてももともと体を冷やす性質の飲み物は体を温めない
海藻↓空腹時に食べると胃酸と結びつき、カルシウムをつくる

この情報は左記の書籍や勉強会で学んだものです。
『新版　万病を治す冷えとり健康法』進藤義晴（農山漁村文化協会）
『医者知らず「冷えとり」で完全健康人生　増補改訂版』進藤義晴（海竜社）
『万病を治す「冷えとり」生活療法』進藤義晴（海竜社）

風茜おすすめの冷えとりショップリスト

冷えとりくつ下と天然素材の店繭結　https://candykate.com
勉強会やお話会が充実の実店舗のあるショップ。お店スタッフが優しくて相談しやすい。
〒177－0034 東京都練馬区富士見台2－1－11あずまビル1階
TEL：03－5848－3917

冷えとり靴下の841（ヤヨイ）　https://www.rakuten.co.jp/841t/
通販専門で実店舗はなし。
冷えとり初心者に便利な商品がそろっている。靴下以外にも下着や靴、レギンスなど細かいところまで網羅した品揃え。重ね履きの枚数が増えたときは、こちらのゴム抜き靴下がおすすめ。進藤義晴先生開発の「杉っ子」も販売。めんげん辞典が秀逸
TEL：0538－30－6518

健康絹物語しらはた　https://silk-health.com/
男性用シルク商品が充実。シルクの寝具も充実。毎年の福袋企画でお得に購入できる。アウトレットやシルク五本指のプレゼントもうれしい。（福袋のプレゼントは予告なく終了する場合もありますので、ホームページでご確認ください）
〒997－0034 山形県鶴岡市本町3丁目5－16
TEL：0235－22－1825

家族の冷えとり時間軸

妻（茜）

1年目

青木美詠子さんの『ずぼらな青木さんの冷えとり毎日』で冷えとりを知る。その秋に服部みれいさんの本から初めて冷えとり提唱者の進藤義晴先生を知る。冷えとりを始める。靴下重ね履き2枚、絹のスパッツ、半身浴20分、就寝時湯たんぽ。ファッションのために靴下を外出時に脱いでいた。冬に寒さを感じ、ウールのスパッツを追加。冷えとりを始めてひと月で、ロキソニンを手放すことができなかった激しい生理痛がなくなる。血の塊がサラサラした血液に変わる。

2年目

半身浴中と就寝中に、足の親指がズキンと痛む。足をお湯から出したり、靴下を脱ぐと痛みは和らぐ。足の親指の爪が二重になり、伸びなくなる。足の親指の根元が腫れてくる。良性血管拡張性肉芽腫、抗生物質を飲んでも塗ってもかわらず。原因不明で、サランラップ療法（プロペト）をすすめられる。足から腐臭。同時に咳喘息の激しい発作。耐えられず、ステロイド投入。それ以降、毎年起こっていた咳喘息は起こらなくなる。

娘（音）

1年目

保育園児。靴下２枚、絹のスパッツ。半身浴20分。保育園裸足教育不参加。抗アレルギー剤とステロイド併用（皮膚科受診）。薬のお陰でアトピーは顔には出なかったが、冬になると喘息の発作に悩まされていた。

夫（宏）

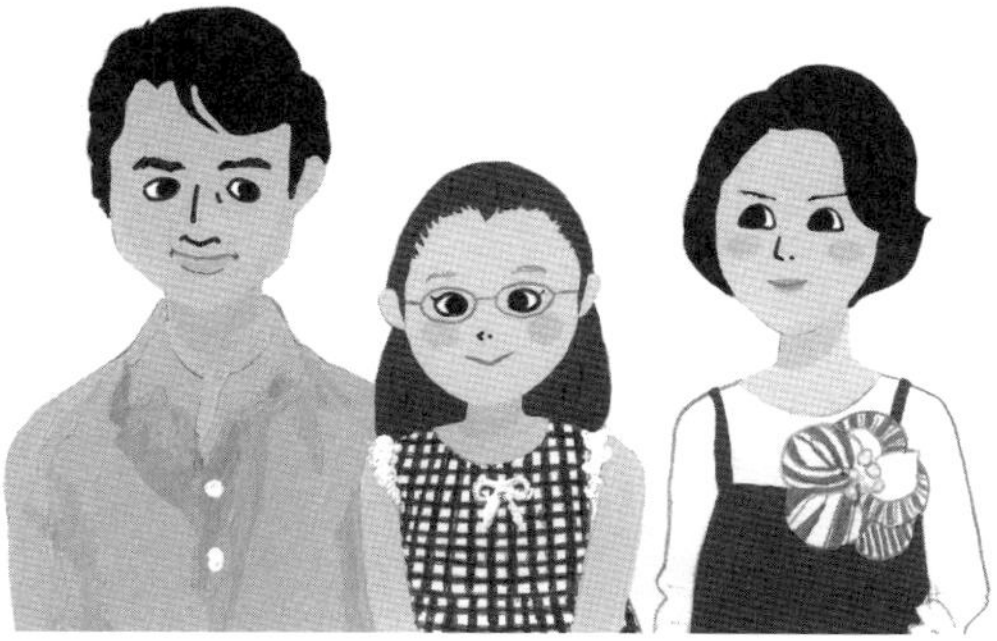

妻

3年目

靴下4枚、スパッツ2枚。半身浴20分。就寝時湯たんぽ。足の腫れで通院。原因不明でサランラップ療法続行。夏に足を踏まれて、爪が剥がれて完全に治る。

4年目

虫歯で歯を失い、矯正へ。次から次へと虫歯が見つかる（虫歯の数10本）。冬にすき焼きを食べて以来、細い便。ネットで検索すると、大腸ポリープの可能性があり、大腸検査をするが原因不明でビオフェルミンの処方のみ。

娘

2年目

保育園児。靴下4枚、絹のスパッツ。半身浴20分。冬のみ湯たんぽ。5月に太陽の光で一時的にアトピーが悪化し、アナフィラキシー症状になり、大量ステロイド投入。この頃はまだ冷えとりだけでなく、医療も取り入れていた。毎年起っていた冬の咳喘息の発作がなくなる。

3年目

小学生になる。靴下4枚、絹のスパッツ、半身浴60分できるようになる、冬に下痢嘔吐症で点滴。この頃よく鼻血を出す。いびきと歯ぎしりもひどかった。

夫

1年目

妻の生理痛と娘の喘息が起こらなくなったことをきっかけに冷えとりをやってみようと思う。靴下2枚。半身浴はしない。花粉症なのに杉っ子のお風呂に入る。かゆくてかきむしる。足の親指が痛くなると靴下を脱ぐ。疑ぐりつつ冷えとりを始めたので、花粉症の薬を飲みながらスタート。肝炎、痛風、花粉症、めまい、頭痛持ちでテレビの民間療法をすぐにトライしていたのに、冷えとりはなかなか信じることができずにやらなかった。秋に6枚靴下。冬に絹のスパッツを履く。股の部分がすぐ破ける。

2年目

足の親指が二重爪になる。痛さが痛風に似ていてびびる。半年後、目の痛みがあり、眼科を4院巡るが原因不明。ビールを飲んだ後に尿路結石のような原因不明の激痛が起こる。1週間くらいで痛みがひく。痛風の薬を一生飲まなければならなかったが、飲まないことにチャレンジして、検査結果で変わらないことを知り、薬をやめることに。口の中に穴の開く謎の口内炎で歯科医で見てもらうが、原因不明。歯科医で栄養不良と診断され、食べることをすすめられるが、ますます悪化。健康診断で食べ過ぎをやめれば口内炎は治ると指摘される。スパッツ（特に股間）、靴下破けまくる。花粉症の症状が出ない。

妻

5年目

2月交通事故、奇跡的に軽傷。矯正中、7月朝起きたら突然歯茎が腫れる。下痢とともに歯茎の腫れがなくなる。以後、食べ過ぎると歯茎が腫れる。おならがものすごく出る。ゆる便になったり、普通便になったりする。食べ過ぎると細い便になる。歯茎は腫れ過ぎて切開し、骨になる粉を入れる。12月まで歯茎の腫れは続く。大腸の調子は悪い。正規職員になってストレス悪化。

6年目

おなら、歯茎の腫れが続く。（上の右歯の第二小臼歯の歯茎はひどい腫れを繰り返す。絹の布を当てると落ち着く）。矯正器具を外して、歯茎が比較的に、腫れなくなってきた。旅行で食べ過ぎて腫れのある歯茎を切開すると、その中に歯が生えていることがわかった。お風呂に灰色のふわふわが浮かぶ。食欲が止まらず、思うままに食べていたら、また歯茎が腫れ出す。9月、会社のストレスで不眠。めまいの兆候が現れる。

娘

4年目

小学2年生。お友達に死ねと言われて、チックの症状が出始め、少しのことで叱るとチックが出るようになる。靴下6枚へ。夏に、夫の家に帰省した時にダニのようなものに噛まれて、体一面に湿疹。化繊のふとんがアトピーには合わなかった。皮膚科を受診して、ステロイドで治す。予防接種をしたのに12月インフルエンザに。接種後にひどく咳が出たので、2回のところを1回に。

5年目

小学3年生。靴下6枚、絹のスパッツ、半身浴60分。薬のおかげで肌はきれいに。また、夏に、夫の実家に帰省した時にダニのようなものに噛まれて、体一面に湿疹→プロトピック処方。このときから毎日抗アレルギー剤（アレロック）を再開。毎年祖父母宅の布団のダニにかぶれる。抗アレルギー剤を飲まないとかゆくてかきまくる。薬をやめる→かゆくなる→薬を塗る→回復→薬をやめる→かゆくなる→薬を塗る・・・インフルエンザは昨年の反省により、予防接種はしない。

夫

3年目

2月交通事故。奇跡的に怪我をしない。この春、花粉症にならず。忙しくて病院へ行けず薬を飲まなかったけれど大丈夫だった。ピロリ菌発覚。まだ除去するには至らないので放置。腰が痛い。ぎっくり腰になる。お風呂で体がかゆくてかくと、湯が灰色に（腎臓と肺の毒出しと思われる）。インフルエンザの予防接種はするが、そのあとに不完全な抗体ができて、中途半端なインフルエンザになり、症状が長引く。

4年目

逆流性胃炎。健康診断でピロリ菌を退治しようと思ったらなくなっていた。少しずつ頭痛が起こらないようになってきた。下痢をすると頭痛が起こらなくなることに気がつく。インフルエンザの予防接種をやめる。尿酸値、花粉症の薬を完全にやめる。

7年目

妻

仕事が忙しく、ストレスで目のピクピク。会社でパワハラとモラハラにより、めまいが起こり、出社できなくなる。メニエル病と診断される。3ヶ月休職し退職へ。冷えとり毎日レスキュー女子esブログを始める。コーチングを受けて回復。遊びに行った乗馬教室でモラハラ。自分があまりにパワハラを受けるので、占いにはまってしまい、カウンセリングを受けまくる。12月からの猛烈なおなら。夜とお風呂と寝ている時。5時台（大腸の時間帯）におならが猛烈に出る。おならで目がさめる。日中おならは出ない。ゆるい便でスッキリせず残便感がある。進藤幸恵さんの冷えとり勉強会や、冷えとりのお話会で冷えとりを学ぶ。（冷えとりくつ下と天然素材の店繭結で開催）

6年目

娘

小学4年生。毎夏の帰省時に祖父母宅でふとんのダニに刺され、アトピー悪化。身体中に出る。抗アレルギー剤とステロイドで抑えても効かない。顔はなにもなくきれいに。冷えとりくつ下と天然素材の店繭結で開催された。冷えとりお話会に参加し、シルクパウダーを知り、使用する。バレエのレオタードでアトピー悪化。バレエ後のお菓子も要因。抗アレルギー剤とステロイド併用。喉が痛いので抗生物質を飲んでしまう。胃腸を悪くし、秋から冬にかけて嘔吐が激しく起こる。股がかゆくてかきこわし、皮膚がえぐれる。食べ過ぎたときは夜に調整できるように自分で気をつけることができるようになった。インフルエンザの予防接種をしない。11月に脱ステロイドを始める。ついに冷えとり一本で。

5年目

夫

大量の花粉が出ると言われていたこの年、3回ほど目がかゆくなった。6月に埃っぽいところに出かけたら、5日間声が出なくなる（人生初）空咳がひどい。呼吸ができなくなる。9月ピーク。温泉に入って咳が止まらなくなり、呼吸困難に。マッサージをしてもらい、翌朝改善。原因不明。朝のおめざのお菓子を食べていたら激痛の頭痛があり、それ以降はやめる。お酒を飲んだ日の夜は、寝ていると親指に激痛が走る。朝になると痛みはない。秋の土用にものすごい吐き気で目がさめる。口腔内に扁平苔癬かという穴があく。健康診断でただの口内炎と診断され、ケナログ処方。ピロリ菌検査をすることに。結果、ピロリ菌は消えていた。尿酸値の値はよく、ここ2年痛風の症状は出ない。秋から年末にかけて股がかゆくなった。どこがかゆいのかわからないアトピーの子供の気持ちがわかる。インキンタムシかと疑って皮膚科へ行くが、ただのかぶれと言われ、アルメタ処方。ホクロの除去を指摘されるが問題なし。少しずつ食べ過ぎをコントロールできるようになってくる。冷えとりを信じてみようと思い始める。

妻

8年目

派遣で働いてひと月でお局からパワハラ。でも私は社員になりたいと言う欲を出してしまい、ストレスをかかえる。歯茎の腫れ、根の治療をすすめられるが、矯正歯科医のセカンドオピニオンでは必要なしというので、放置すると、腫れたり腫れなかったり、血の膿が膨らみ、破けるの繰り返し。このころは、ものがよくこわれた。(パソコン、鍋、皿が割れる)。細くてゆるい便が続く。

9年目

パワハラで、眠れなくなる。緊張状態でめまいと心臓がしめつけられる。適応障害と診断される。休職を申し出ると退職へ追い込まれる。やめると決意したら回復へ。ゆるい便と細い便、歯茎の腫れが続く。歯茎の腫れの治療。根の洗浄をかかりつけ歯科で行うが、治らず。ゆる便とくさい便が続く。

娘

7年目

小学5年生。冷えとりとシルクパウダーを使用。胸部、背部アトピー悪化→腕の内側、太もも。顔には全然出ない。気がつくとよくなる。顔はきれいなので、外見的にはアトピーに見えない。この冬初めて風邪と下痢嘔吐症にかからない。

8年目

小学6年生。首にアトピーが出てきてがさがさになるが、綺麗になる→髪の生え際にアトピーが出始める。6月に初めての生理になり、生理前にアトピーが悪化。受験でストレス食いをし、一時的にアトピーが悪化し、腕はガサガサのピークへ。胸部と太ももは綺麗になる。顔もきれい。

夫

6年目

股がかゆいピーク。お尻の周りから股にかけてアトピーの肌のようになり、かゆみがある。→気がついたらなくなっていた。喘息なし。風邪をひいていない。多少調子が悪くなっても病院に頼らなくなった。忘れた頃に目頭がズキンと痛い。これは食べ過ぎると起こることに気がつく。明日飲み会があると思うと腰が痛くなったり、体調不良になるように体からの警告が起こるようになった。

7年目

足の裏（土踏まず）の今まで何ともなかったところが膿み、かゆみ。左足、人差し指、小指の膿とかゆみ。不整脈が出る。急激な運動とささみの食べ過ぎで、ドブの臭いの便とおなら。頭痛はお酒を飲んだ時のみ。翌日には治る（ロキソニンはお酒を飲み終わって2時間後にダメな場合飲むようになり我慢できるようになった）。忘れた頃に目がズキンと痛む（原因不明）腰も痛い（スポーツのやり過ぎ）。ささみ、甘いものを食べていないと言いつつ、筋肉をつけるため偏って食べているので、朝、突然下痢と吐き気に襲われ寝込む。お酒がやめられない。インフルエンザBにかかる。

妻

10年目

ストレスで生理がこなくなる。ダラダラする夫にイライラして、大げんか。上から目線と言われるが、夫と一緒にいるのも嫌になってくる。更年期?と悩む。自由診療のマイクロスコープによる歯の根の治療を始めるが、外科手術をせまられる。試しに断食すると効果があり、完治する。次に右肩が上がらなくなる。肩の痛みは消化器の毒出しなので、歯茎の毒出しを止めてしまったせいで毒が肩に出てきてのかもしれないと思う。(歯の根の治療は洗浄3回、治療に1年かかった)長年住み慣れた家を住み替えて環境が大きく変わる。

11年目

生理の間隔が開くようになる。昨年の引っ越しから肩を痛め、右肩の痛みで目がさめるようになる。五十肩と診断される。243日ぶりの生理。いよいよ更年期。生理とともに肩の痛みは薄らぐ。五十肩をめんげんと思っていたので、リハビリにも行かず、体操していたところ、筋膜リリースが良いと知り、注射するがまったく効かず、やはりめんげんだと思う。7月で冷えとり12年目になる。

娘

9年目

中学生。受験終了後、アトピーは回復するが、制服で冷えとりスタイルができなくなると、悪化。6月、太もも前部分にアトピーが出始める。生活環境が変わり、生理が16日できたりとかなり不規則に。部活も始まり、裸足になることが多くなったのも悪化の一因。受験の頃より、間食は減ったが反抗期でイライラすることも多く、アトピーは増えてきている。乳酸菌をLー16からアレルケアに変えて、経過観察中。冷えとりの症状の回復の目安の3年になるが、本当にアトピーが完治するのかという疑問を感じていた。

10年目

アレルケアを飲まなくなる。肌の調子はよくなる。食べ過ぎをやめて、虫歯も近眼も進まなくなる。毎日、お菓子を食べるようになると、顔のニキビが出始める。慌てて、半身浴強化とアイスノンをして眠るようになると、少しひっこむ。脱ステロイドの3年と半年を経過した頃にアトピーはきれいになり始める。

夫

8年目

朝、突然下痢と吐き気に襲われ寝込むことを前年から繰り返していたが、3月以降全くお酒を飲みたくなくなる。やたらと怒りっぽく、すぐに切れる。肝臓の毒出し?男の更年期?と思うくらい、少しのことで切れていた。心の毒出しがこの頃あったのではと思われる。物忘れもひどくなる。秋には一切お酒が飲みたくなくなり、あれほどやめられなかったお酒をやめることができた。

9年目

お酒を完全にやめる。頭痛が激減し体調の改善を感じるようになった。甘いものはやめられず、何かと理由をつけて食べる。花粉症の症状が復活。なにをしてもかゆみがとれず、花粉症の薬をスプレーしたら、ものすごい頭痛に襲われる。腕の肉離れ。痛みがとれず、仕事で知り合った自然療法系の医師の筋膜リリース注射を受けるが、さらに痛みが増したように感じる。注射後1週間は頭痛がとれずに痛みと吐き気に悩まされる。やはりめんげんだと思う。最近は冷えとりのおかげで健康になったと言うほど冷えとりを好きになっている。

＜著者紹介＞

風 茜（かぜ　あかね）

冷えとりコーディネーター。

大学卒業後、美術館学芸員を経て、不況、夫の大病での看病、自らの不調のために転職を８回経験。仕事のストレスから体が冷え切っていて、ようやく30代後半で妊娠するも、冷えのため切迫早産しそうになる。やっとの思いで授かった子供のアトピーをきっかけに冷えとり健康法を知り、まずは自分が試してみようと靴下２枚履きから始める。すると、ずっと体が弱く、入院、手術を繰り返していたが、冷えとりで体質が改善されて、健康を取り戻す。現在冷えとり歴12年。どんどん体の毒出しが起こり、体の冷えがとれて思う通りの幸せな毎日を送ることができるように変化していった。

現在、靴下８枚履き、半身浴２時間、１年中湯たんぽを入れ、腹6分を心がけている。アラフィフを機に、冷えとりコーディネーターとして、冷えとりと人との間をつなぐ仕事をしたいと活動を決意。2015年6月より冷えとりブログを開始。家族みんなで冷えとりをして、「めんげん」を乗り越えてきたという、ちょっと変わったライフスタイルを送っている。

風茜の冷えとり毎日レスキュー女子 es https:// rescue-joshies.com/
FB ページ　https://www.facebook.com/kazeakane1/
Twitter https://twitter.com/kazeakane1/
Instagram https://instagram.com/kazeakane/
冷えとり茶話会、個別コンサルを行っています。

壮絶《そうぜつ》！
冷《ひ》えとり家族《かぞく》の千日《せんにち》バトル

「めんげん」に打《う》ち勝《か》ち、人生《じんせい》が劇的《げきてき》に好転《こうてん》！

2019年8月1日　初版第１刷

著者：風《かぜ》 茜《あかね》
発行人：松崎義行
発行：みらいパブリッシング
〒166-0003 東京都杉並区高円寺南 4-26-12 福丸ビル6F
TEL：03-5913-8611　FAX：03-5913-8011
企画協力：Jディスカヴァー
編集：道倉重寿
ブックデザイン：堀川さゆり
イラスト（表紙・本文）：マサコデグ
発売：星雲社
〒112-0005 東京都文京区水道 1-3-30
TEL03-3868-3275　FAX03-3868-6588
印刷・製本　株式会社上野印刷所

ISBN978-4-434-26251-7 C0076